医药卫生高等院校创新教材

供口腔医学、口腔医学技术、口腔修复工艺等专业使用

口腔医学美学

（第 3 版）

主　　编　陈建明

编　　者（以姓氏汉语拼音为序）

　　　　　陈建明　广州医科大学附属口腔医院

　　　　　李　琼　江西卫生职业学院

　　　　　李云鹏　广州卫生职业技术学院

　　　　　王艳莉　开封大学医学部

　　　　　夏德薇　黑龙江护理高等专科学校

U0252373

北　京

内 容 简 介

本教材是医药卫生高等院校创新教材之一，共 9 章。主要内容包括口腔医学美学概论、口腔医学美学基础、口腔摄影、口腔美学修复、牙周治疗与口腔美学、椅旁牙体美学修复、牙颌面畸形的美容正畸、口腔颌面美容外科和口腔美容保健。从美学基础逐渐过渡到口腔临床，充分体现了美学理论知识在口腔领域的运用。本教材不仅阐明了口腔医学美学的基本理论及其解决口腔临床问题的独到之处，还增添了学习者学习乐趣，可使其陶冶情操，提高审美能力。本版教材在第 2 版基础上进行了内容扩展，增加了大量插图，使教材更具有直观性、先进性、科学性、启发性和实用性。

本教材供高等卫生职业院校口腔医学、口腔医学技术、口腔修复工艺专业学生学习使用。

图书在版编目（CIP）数据

口腔医学美学 / 陈建明主编 . —3 版 . —北京：科学出版社，2022.12
医药卫生高等院校创新教材
ISBN 978-7-03-073770-0

Ⅰ . ①口…　Ⅱ . ①陈…　Ⅲ . ①口腔科学 – 医学美学 – 医学院校 – 教材　Ⅳ . ① R78-05

中国版本图书馆 CIP 数据核字（2022）第 214304 号

责任编辑：丁海燕 / 责任校对：杨　赛
责任印制：赵　博 / 封面设计：涿州锦晖

版权所有，违者必究。未经本社许可，数字图书馆不得使用

科 学 出 版 社 出版
北京东黄城根北街16号
邮政编码：100717
http://www.sciencep.com

北京汇瑞嘉合文化发展有限公司　印刷
科学出版社发行　各地新华书店经销

*

2005年 8 月第　一　版　　开本：850×1168　1/16
2022年12月第　三　版　　印张：8
2022年12月第十二次印刷　字数：242 000

定价：49.80元
（如有印装质量问题，我社负责调换）

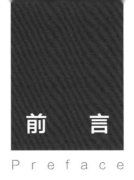

前 言
Preface

　　为贯彻落实《教育部关于进一步推进职业教育信息化发展的指导意见》以及国务院《国家职业教育改革实施方案》，提升职业教育信息化基础能力，推动优质数字化教育资源共建共享，深化教育教学模式，出版社组织编写《口腔医学美学》（第 3 版）教材。本次教材的编写紧紧围绕学生工作岗位能力的需求，坚持先进性、科学性和适教性，对教材的内容结构及章节顺序进行调整，便于老师教和学生学。同时，教材突出互联网＋职业教育的融合，开发配套的教材数字化资源，打破学习者受时间和空间限制的传统学习方式。

　　本教材分为口腔医学美学基本理论知识与修养、口腔医学美学信息的收集与传递及口腔医学美学的临床运用三大板块，共 9 章。其中，对口腔医学美学基本知识在口腔临床实践中的应用进行了着重阐述。本版教材在第 2 版基础上进行了内容扩展，增加了大量插图，使教材更具有直观性、先进性、科学性、启发性和实用性。本教材体现思想政治教育元素，又能将其与口腔临床实践结合，促进医师、技师、患者三者之间关系和谐发展。

　　本教材编者均是来自教学一线的骨干教师。在此，感谢参与教材编写的所有工作人员。由于编者水平有限，教材中可能有疏漏之处，恳请各位读者在使用过程中提出宝贵意见，以便日后修正，以求再版时改进和完善。

主　编

2022 年 2 月

配 套 资 源

欢迎登录"中科云教育"平台，**免费**数字化课程等你来！

"中科云教育"平台数字化课程登录路径

电脑端

▶ 第一步：打开网址 http://www.coursegate.cn/short/7KVD6.action

▶ 第二步：注册、登录

▶ 第三步：点击上方导航栏"课程"，在右侧搜索栏搜索对应课程，开始学习

手机端

▶ 第一步：打开微信"扫一扫"，扫描下方二维码

中科云教育

▶ 第二步：注册、登录

▶ 第三步：用微信扫描上方二维码，进入课程，开始学习

PPT 课件，请在数字化课程中各章节里下载！

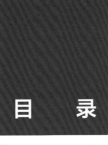

目 录
Contents

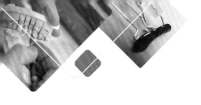

第1章
口腔医学美学概论

美学是研究美的本质、美感产生的原理和规律及其在审美实践活动中应用的一门学科。美学既是哲学的一个分支，也和心理学密切相关。美学已经渗透到口腔医学及修复工艺的各个领域，美学理论知识在口腔医疗实践中得到越来越广泛的应用。

第1节 美学基础

18世纪以后，随着欧洲工业革命的发展，自然科学、哲学、伦理学、心理学和文艺学等近代学科进入了快速发展时期。鲍姆嘉通认为人的心理活动分知、情、意三方面。"知"即理性认识，有逻辑学在研究；"意"是道德意志，有伦理学在研究；只有"情"即相当于人的感性认识，没有相应研究科学。他在1735年发表的《诗的哲学默想录》中首次使用"美学"这个概念。1750年，他出版了以"Aesthetica"命名的美学专著，该书后被称为《美学》，被当作历史上的第一部美学专著。鲍姆嘉通在自己的哲学体系中，第一次把美学和逻辑学区分开来。他严格规定了逻辑学的研究对象是形成概念和进行推理的抽象思维。同时，也给美学规定了自己独特的研究对象，"美学的对象是感性认识的完善"。他使美学成为一门独立的学科，故而被誉为"美学之父"。

一、美学概述

审美主体：审美实践中形成的具有一定审美能力的人。审美客体：即审美对象，是能使主体产生欣赏愉悦的客体。美是审美主体与审美客体的统一，是人类的本能追求。无论种族、性别、年龄，也无论古代还是现代，只要有人类存在的地方就存在着对美的追求和各种形式的审美活动。美的含义十分广泛，从自然界中的动物、植物、山川、河流到人类社会活动中产生的各种文化艺术、精神情感等都有美的存在。从不同的出发点以不同角度观察，运用不同的思维方法分析，美可有多种不同的解释和定义。

鲍姆嘉通第一次引入美学概念时，强调了美是一种感受，是人类对感性认识的完善，更加深入地阐明了美的本质。19世纪，随着心理学的发展和完善，人们开始用心理学的观点和方法来解释和研究美的本质，把审美经验和审美心理作为美学研究的中心。根据马斯洛的需求层次模型，美也可以分成几个层次：满足基本生理需求的美，如美食、美酒、温暖宜人的自然气候等，可以让人产生生理快感，进而在生理快感基础上产生美感；满足社会和情感需求的美，如受人尊敬、被人理解、相互关爱等都可以让人产生各种美的情感体验；满足人对真理的追求，对自我的实现，即理性的美，如在音乐、绘画、文学创作等艺术活动中，艺术家通过对现实生活的洞察，逐渐发现并掌握了美的规律并应用于其作品中，从而创作出一件件经典的、传世的艺术作品。

（一）美的形式

美无处不在、包罗万象；它广泛存在于自然环境、人类社会和思想意识中。美涉及的领域可分为以下几种基本形式。

1. 自然美 是指各种自然事物呈现出来的美。自然美侧重形式，是事物的各种自然属性的组合形式。自然属性是指颜色、形体、线条、声音、气味、温度、质感等人的审美感官可以感知的属性。自然美可以是大的自然环境（图1-1），如身处辽阔的草原、高耸的山峰和傍晚的夕阳都使人感到心旷神怡。自然美也可以是微小的生物体，如蝴蝶、盛开的花朵都让人觉得美丽动人。从审美意义上说，自然美并不是一成不变的，作为审美主体的人，有着不同的成长经历和社会、文化背景，其审美经验必然会受到其社会文化观念影响。同一自然事物在不同历史时代、不同种族国家，乃至不同性别、年龄人的眼中，呈现出不一样的美。

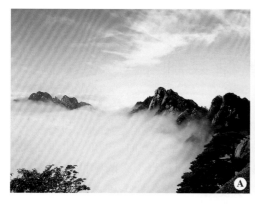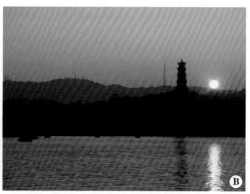

图1-1　自然美

A. 黄山云海；B. 惠州西湖

2. 社会美 相对于看得见摸得着的自然美，社会美是一种纯粹的内容美。人类在长期社会实践中，为了满足自身的人际交往需求和情感需求，慢慢积淀出了或善良、或可贵、或高尚的种种行为美。这些美的行为体现在社会活动中，又让行为双方都感受到诸如互助互爱、相互关心、受人尊崇等精神上的愉悦体验，美的行为得到美的结果。评价社会美的标准，不是光看它是否使某个人或某些人感觉愉悦，而是要看是否符合大多数人的需要、目的和利益，是否有利于整个社会向好的、进步的方向发展。

3. 艺术美 指将现实生活中的美，按照一定的审美观点、审美思想进行总结、概括、去伪存真、取其精髓，提炼出美的规律，然后将美的规律集中、充分地应用到各种艺术作品和艺术创作中，使艺术能更精确、充分地表达美的本质。艺术美来源于现实中的自然美和社会美，但却高于自然美、社会美，经过艺术家创作、提炼后的艺术美更加强烈、鲜明、纯粹、理想化。艺术美在给人以美的享受的同时，还能提高人们的审美能力，推动社会进步。从宏观上说，揭示美的规律并运用美的规律进行创作是艺术美的本质。

4. 科技美 包括科学美和技术美。

（1）科学美 表现为在人类对宇宙万物运行规律、社会发展演变规律等自然或社会的真理的追求过程中，运用科学的研究方法、思维形式进行的各种科学研究活动，及其产生的结论和理论体系。人对真理的追求本身就是出于爱美的天性，求真和求美的共同点是将事物有序化、简洁化、规律化。而在求真的过程中出现了人类的各种学科知识：数学、物理、哲学、化学等乃至美学本身，都是人类在求真的道路上探索出来的各种研究方法和思维形式。最后，各学科的研究结果也是一种美。

（2）技术美 表现为人们将各种已发现的科学规律进行实际应用，通过发明、创造等形式对客体进行加工，从而得到的能够改善人类生存环境、改善人们生活体验的各种先进技术。从抗生素到电灯、电视；从基因技术到宇宙飞船；从器官移植到口腔种植修复；等等。这些技术的应用极大地改善了人类的生存体验和生活质量。

（二）形式美

形式美是指构成事物的外在自然属性及其组合规律呈现出来的审美特征。自然属性是指色彩、形体、声音等审美主体可以感知的感性因素。这些感性因素的组合规律即形式美的法则、规律。

1. 构成形式美的感性因素

（1）色彩　是不同波长的光波在人眼中所产生的不同主观感受。

人眼能看到的光波波长介于380～780nm，从较长光波到较短光波给人的感觉依次为红、橙、黄、绿、青、蓝、紫七种基本颜色。其中"红、黄、蓝"为三种基本色，称为三原色，三原色按不同比例调和可以产生人肉眼可分辨的所有颜色。红、橙等颜色又称暖色系，青、蓝等则是冷色系。

特定的色彩可以给人以特定的审美感受。总体上，暖色系可以调动、激发人的情绪，而冷色系则给人以平息、抑制作用。①红色：为暖色系的代表颜色，给人以两种典型的情感体验，一是热烈、兴奋，如中国传统节日庆典、婚嫁喜事等都以红色进行装点、打扮。二是警告、危险，自然界中很多红色生物都具有攻击性或是毒性。所以，人类的天性中带有对红色的警觉，人们利用这种警觉作用设计了很多日常工具，如交通红绿灯、火警警示标牌、各种禁止标志等。②黄色：为明亮度较高的颜色，给人以明快、活泼的感觉。③绿色，代表着生命，让人感觉生机勃勃、生气盎然。④蓝色：为冷色系的代表，让人感觉幽静、安宁、忧郁。⑤白色让人感觉明晰、洁净，属于一种中性颜色，对情绪影响较小，可以避免疲劳。⑥黑色，代表着庄重等。

（2）形体　是事物存在的外在空间形式，是视觉审美的一项重要感性因素。

1）点：是形体的基本元素，在一维上延伸成线，在二维上扩展成面，在三维上形成体，从而形成各种不同的形体审美元素。

2）线：是点的运动轨迹，不同形状的线条给人以不同的审美感受，是主要的形体感性因素。①圆润的曲线给人以舒适、柔和，优美，丰满等感觉；②锋利的锐角和折线给人以不安、危险、方向指示性等感觉；③直角、直线给人以稳定、刚毅、力量感。如人体的轮廓曲线，男性和女性因身体结构、皮下脂肪厚度等区别导致男性身体轮廓线偏向直角、直线，给人以阳刚、力量、稳重的感觉；而女性轮廓则相对偏圆润、曲线，给人以柔和、优美之感。

3）面：主要用来表现物体的形状。面的基本形式有方形、圆形和三角形。①方形给人以安全、可靠、稳重、严谨的感觉，大多数建筑物基本结构都是以方形为主；②圆形给人柔和、充实、运动、美的感觉，很多绘画、雕塑、舞蹈等艺术作品中都大量运用了圆形；③三角形给人以多样的感觉：正三角代表稳定、持久、端庄，倒三角则让人感到不安、危险、倾覆感，其他方向的三角形则带有方向指示性等。

4）体：是点、线、面的有机结合。现实生活中大部分物体都是立体形态，观察者变换角度后通常可以在一个立体形态上观测得到各种不同的轮廓线和投影面，所以体给人的感觉比线和面更复杂、更多样、更强烈。

（3）声音　是听觉审美的感性因素。声音是发声体的振动通过周围介质向外界扩散形成的一种能量波，即声波。声波有三个要素：频率、振幅和波形。①频率：人的声音高低即频率，取决于声带的长短、质地及紧张度，女性与儿童频率较高，男性频率较低。②振幅：即是声音的大小，音量越大、振幅越大。③波形：是声音的音色，人声的音色取决于额窦、上颌窦、胸腔等人体的共鸣腔形态，乐器的音色则取决于发声体的质地及乐器共鸣腔形态。音乐是形式美的重要元素，是各种声音按一定节奏、变化规律组合在一起产生的让人产生不同情绪体验的一种形式美。

2. 形式美的规律　人类在长期审美活动中，对形式美的感性因素组合规律进行了经验总结，形成了以下形式美的基本规律。

（1）单纯与齐一　又称整齐律，是最简单的形式美规律。①单纯指形式美的各种构成因素间无明显的差异和对立。如颜色相近、大小长短相同、形状类似等，能给人有序、明净、舒适的感觉。②齐一又称反复，指同一种形式重复出现，让人感觉整齐、规律。

（2）对称与均衡　①对称指以一条中线为轴，上下、左右、前后形体上的均等，或者以某一点为圆心，平分圆周。人体的表面解剖结构大多左右对称，如双眼、双眉、双耳、口角、两侧同名牙的对称。②均衡则是一种动态的对称，指两个或两个以上的形体以一个轴心为中心排列，各形体元素自身的变化、受力或以轴心为参照的运动趋势、空间距离大体相近。

（3）调和与对比　①调和是若干个差异性的元素以相近的形式互相组合、融合，从而趋向于统一、一致，在变化中保持一致的过程。如颜色中的黄色与白色，颜色不同但明度相近；再如红色与粉色、蓝色与绿色、紫色与红色等都是既有区别又有相通，使人感到融洽而不矛盾、和谐而统一。②对比是若干个差异性的元素以相区别的形式组合在一起，形成强烈的反差，使人感到强烈、醒目、鲜明。如"唇红齿白""目如点漆"等都是强烈对比产生的美。

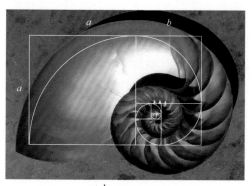

$$\frac{a+b}{a}=\frac{a}{b}\approx 1.618$$

图1-2　黄金分割与黄金矩形

（4）比例与匀称　①比例是指事物的整体和局部，或事物自身各部分之间的度量关系。②匀称是符合审美规律，能引发美感的恰到好处、协调适中的比例关系。"黄金分割率"是指把一条线段分割为两部分，使其中一部分与全长之比等于另一部分与这部分之比，其近似值是0.618。"黄金矩形"的长宽之比为黄金分割率，换言之，矩形的短边为长边的0.618倍。黄金分割率和黄金矩形能够给画面带来美感，令人愉悦（图1-2）。

（5）节奏与韵律　①节奏是指某一元素在相同的时间间隔内重复出现的形式。节奏广泛存在于自然界和生物体，如日夜交替、季节变更、心脏搏动、行走动作等。节奏能引起听觉、视觉、触觉单纯的快感，还能增强艺术作品的感染力。②韵律则是在节奏的基础上赋予一定的变化而形成的各种感性因素，能使人接受到不同的情感体验，给人以丰富的精神享受。

（6）多样与统一　是形式美的最高形式，又称和谐，是指在形式上存在差异的个体在相互组合、形成一个整体形式时，其各种个性差异间相互协调、作用，共同产生新的整体美。多样与统一是形式美的高级规律，是对整齐、对称、对比、比例、韵律等形式美基本规律的高度概括。

日常生活中的形式美通常不是由单一的形式美规律所组成，绝大部分是各种基本形式美的组合。如人的牙列，一副能称之为美的牙齿必须满足以下形式美规律：①整齐，包括牙的排列整齐和牙的大小、解剖形态相互接近；②对称，左右同名牙形态、颜色、牙长轴方向等相同；③对比，唇红部的颜色、牙龈色与牙齿颜色、肤色形成健康的对比；④比例，上颌中切牙符合黄金矩形，各牙唇面大小须在一定比例范围内；⑤节奏，如从唇颊面观，上颌中切牙大于侧切牙，上颌尖牙大于第一前磨牙大于第二前磨牙，上颌第一磨牙大于第二磨牙大于第三磨牙。

二、美感与审美

（一）美感

美感是指审美主体接受审美客体刺激所引起的感受、体验、认识、评价和理解等一系列心理活动美感。通常是人在审美活动中与审美客体相互作用时产生的一种独特的瞬时心理体验。这种体验可以是由生理刺激引起的，但获得的满足是一种精神上的快乐与愉悦，超越了动物性的生理快感。例如，食物烹饪制作不仅仅是需要满足人对各种营养的需求，更要在色、香、味、造型设计、食物搭配等要素上做更高的追求。而根据不同的时令、节日和民族传统更产生了各色各样，五花八门的特色美食。

人们在享用这些美食、满足基本生理需求的同时，也在享受着各种美食文化给我们带来的心理、精神上的愉悦。

1. 美感的生理特性　美感的产生首先必须是人通过生理感知器官来感受审美客体的刺激。①人的视觉是主要的审美途径。对物体颜色、形体等审美信息的感知都是通过视觉来捕获的。各种不同的颜色和形体能引起人的一系列生理心理反应。②人的触觉器官皮肤，在接受适度的触摸、按压时，在生理上会产生一定的快感，在拥抱握手、亲吻等动作时，触觉将这些生理刺激传递给大脑还产生更高层次的心理美感。③人的听觉对不同频率和声波压力的音乐能够产生各种生理、心理变化。例如，快节奏、高亢的音乐可使人呼吸加快、心跳增速；平缓、柔和的慢节奏乐曲可以有使人心绪宁静、催眠等功效；有些音乐可以使人释放心理压力，缓解紧张情绪，甚至对某些疾病有治疗作用。

2. 美感的心理特征　美感虽然是由生理感官刺激引起的，但它不等同于感官刺激满足后的生理快感。美感是属于人类的一种高级情感活动，是人类众多心理因素综合的结果。

（1）直觉性　是美感心理活动的重要特征。即审美主体对审美客体的美的评价和判断是直接作出的，无需根据理性经验作逻辑推理而直接获得的审美结果。

（2）愉悦性　美感是一种愉悦性的心理体验。这里的愉悦性不单纯指高兴、快乐，而是包括了审美活动中主体感受到的所有崇高的、优美的、悲剧的或是喜剧的等不同范畴的特殊心理体验。

（3）超越性　美感是超越性的心理活动。人在审美活动中，单纯的感受和欣赏超越了基本的趋利避害心理，超越了功利主义心理，也超越了基本生理需求等。诸如各种高空速降跳伞、徒手攀岩等极限体育运动，也许从利害角度来说是高风险运动，容易受伤甚至可能导致死亡，从功利角度看也没有明显的经济价值，从生理需求层面看只会使人感觉疲劳、恐惧、超体力负荷，但极限运动爱好者们正是在从事这些体育运动的过程中得到了美的体验。

（4）差异性　美感具有差异性。主要包括时代性差异、区域性差异和个体性差异。如古代以胖为美、有些少数民族以纹面为美、现代社会人的穿着打扮千差万别等都反映了美感作为一种心理活动，具有不同历史时代、文化差异以及个体的心理学差异特征。

（二）审美

1. 审美的概念　审美是人们在长期社会实践过程中对美的欣赏、认识、理解与创造的过程。审美行为的承担者称之为审美主体。而被审美的对象称之为审美客体。审美活动必须由审美主体、审美客体和审美实践构成，称之为审美关系。

2. 审美主体的特征　作为健全审美主体通常需要具备以下基本条件：

（1）健全的审美感官和正常的生理功能　审美主体必须能正常地接受各种审美信息，如视觉、色觉、触觉、听觉等生理功能正常。

（2）健康的心理和丰富的情感　审美主体的心理状态和个人情感不能和普遍人群相差太多。

（3）一定的文化素养和理性思维能力　如让有文言文基础的人去评价《诗经》的美学价值。

3. 医学审美主体的特征　在医学审美活动中，医护人员作为医学审美主体除了需要具备一般审美主体必须具备的基本条件外，还需要熟悉医学审美所具有的特殊性。

（1）医学审美主体是多元化的　医护人员、患者及患者家属都是医学审美主体，医学审美活动是在医患双方共同参与的情况下完成审美判断和评价。

（2）医学审美主体的医患双方在审美活动中都具有利害性　医疗活动过程可能会对患者的美观产生直接影响，同时也对医护工作者产生经济利益和社会需求等方面的影响，从而导致医患双方都不可能以完全旁观的超然姿态来进行医学审美活动，这是与普通概念上的审美的非利害性特征不同的地方。

（3）医学审美主体间的审美知识非对等性　医护人员熟悉专业知识、具备临床经验，对医学审美的把握趋向合理；而患者的审美能力相对较弱、利害关系更强，期望值也较高。医学审美主体之间的这种非对等性容易引起医患纠纷，需要在医疗活动中通过充分交流来缩小这种非对等性。

4.审美客体的特征 客观事物作为审美客体必须具备三方面的内在因素。

（1）形象性 审美客体必须具备一定的感性形象。它可以是颜色、形体、声音、气味、质地等自然属性，也可以是行为、思想、性格、精神等社会属性，是可以被人感知的、引起审美主体产生审美活动的现实存在。

（2）感染性 审美客体要使审美主体产生美的体验，不仅需要具备具体的感性形象，还需要具有一定的感染力，才能引起审美主体的感知、想象、理解等一系列心理活动，使审美主体在生理、心理上获得满足与享受。

（3）多样性 人作为审美主体进行审美活动时，必然会受到人的生理和心理特点影响。单一的、重复的生理刺激会使人产生生理疲劳，如长时间观察某一简单物体，人的视觉感官能力会下降甚至消失；单一的、枯燥的感性因素也会让人产生审美疲劳，如人们长时间生活在一个单调的环境中会感到压抑、乏味，就会用体育运动、旅游等方式进行调节。审美客体必须具备多种多样的感性因素才能充分调动审美主体的感官和心理活动，产生丰富多彩的审美体验。

第2节 医学美学

一、医学美学的概述

美学在现代医学中最初应用于整形外科，两次世界大战带来的大量战争创伤导致的畸形与伤残，给医学提出了整形、修复的要求。二战后，随着社会稳定、经济技术飞速发展和人民生活水平的日益提高，人们对自身美的要求和通过医疗手段改善容貌、体态的需求与日俱增。

同时，随着医疗技术水平的不断提高和医学实践经验的长期积累，美容医学整形外科逐渐从传统的外科分离出来，形成一门独立的学科。1988年，由邱琳枝、彭庆星主编的《医学美学》正式出版，标志着我国医学美学学科的正式形成。医学美学有着众多分支学科，如美容外科、口腔医学美学与美容牙科学、美容皮肤科、美容中医学等。其研究对象为人体的形态美规律，以及塑造、修饰人体形态美的医学技术理论。

（一）医学美学的概念

医学美学是美学的一个分支学科，是医学与美学相结合而形成的一门新型交叉学科。医学美学以人体形式美学法则为基础，以美学和心理学原则为指导，通过医学手段或医疗技术来恢复、维护、创造人体形态美。医学美学是医学、美学、医疗技术三者相结合的产物。

（二）医学美学的特点

医学美学不仅仅是单纯的治疗疾病，它还有美容和心理方面的需求。因此，医学美学还具有一些自己的独特特征。

1.主诉明确 患者就诊有着明确的目的和要求。患者就诊的目的主要是修复缺损或缺陷，满足自己对美的需求，在生理和心理上达到对美的满足。

2.患者期望值较高 患者希望通过手术达到心理和生理的双重满足，是一种外在和性格的双重改造。

3.术前需要明确患者的治疗动机 不同人对美的需求不一样，有的是正常的需求，有的是非正常需求。所以在术前要明确患者的治疗动机和需求，了解患者的审美价值观。对于有心理疾病或心理障碍的患者，要预先进行心理辅导和治疗。对于有非正常需求的患者，医生可以推迟或拒绝手术治疗。

4. 易出现医疗纠纷 医学美学较其他临床医疗更易发生医疗纠纷。一是医生的技术水平有限，导致手术失败或达不到预期的效果。二是患者因期望值过高导致其对手术效果不满意。

5. 手术效果分析的特殊性 医学美学的诊疗侧重于满足患者的心理需求，因此，手术效果的评估与患者的心理期望值有很大关系。手术效果的分析不仅由医生来完成，而且更侧重患者的满意度和认同感。

二、人体的美

人体是人类社会生活中最广泛、最重要的审美对象，对人体的审美是人类对自身认识的体现，人体美是医学美学研究的核心内容。狭义的人体美是指人的身材比例、五官容貌的形态美。广义的人体美不但包括人体的外在形态美，还包括了气质风度、言谈举止、思想性格等内在美。

（一）人体美的要素

人体的比例是指人的整体与局部、局部与局部之间的数学度量关系，它形成了人体整体结构的基础，反映了人体美学的重要指标。

1. 人体黄金分割率 黄金分割率数值大约等于1∶1.618或0.618∶1或近似于8∶5的关系。黄金分割在人体比例中随处可见（图1-3）。

2. 颜面部三等分点 颜面部存在众多三等分点，例如，眉间点、眉峰点、鼻下点、唇珠、颏唇沟正中点（图1-4）等。

（1）眉间点 为前发际至颏下点连线，上1/3与下2/3之分割点。

（2）眉峰点 为眉毛外1/3与内2/3分割点。

（3）鼻下点 为前发际至颏下点连线，下1/3与上2/3之分割点。

（4）唇珠 为鼻底至颏下点连线，上1/3与下2/3之分割点。

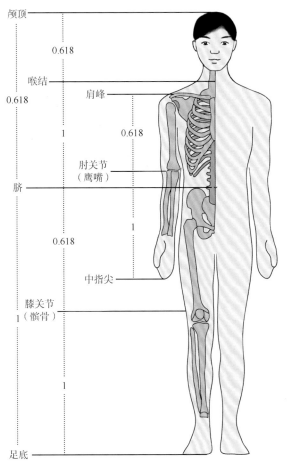

图1-3 人体比例结构

（5）颏唇沟正中点 为鼻底至颏下点连线，下1/3与下2/3之分割点。

（6）口角点 上下唇自然闭合时，在口裂的两侧口角顶端，上下唇黏膜相接之点，称为口角点。正面观，两侧口角点将口裂水平延长线与颜面轮廓交点之间的线段三等分。

（二）颜面部美学要素

正面观的面高比例（三停）、面宽比例（五眼）和侧貌软组织轮廓线是颜面美观的重要指标，具体见本书第二章内容。

1. 正面观

（1）三停 前发际至眉间点，眉间点至鼻下点，鼻下点

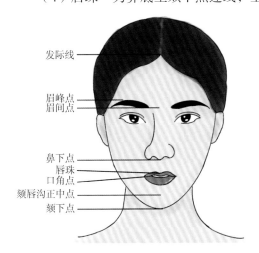

图1-4 颜面部三等分点

至颏下点三段距离称为三停，以三段长度相近为美。

（2）小三停　鼻下点至口裂，口裂至颏唇沟，颏唇沟至颏下点三段称为小三停，三段长度相近为美（图1-5）。

（3）五眼　正面观，面部在眼裂水平上的五个线段即左耳—左眼外眦—左眼内眦—右眼内眦—右眼外眦—右耳之间距离大致相等（图1-6）。

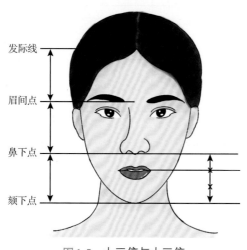

图1-5　大三停与小三停

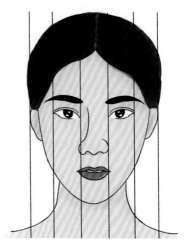

图1-6　五眼

2. 侧面观　侧面观审美价值较为突出的是颜面前缘轮廓线，主要包括：额、额鼻角、鼻背、鼻唇角、上唇、下唇、颏唇沟和颏部。额部略向后倾斜；额鼻角大约为125°；鼻梁高，鼻背线接近直线为美；鼻唇角在90°～95°。从鼻到唇及颏部的审美主要根据三者相互关系来评价，常采用审美E线平面来衡量：即从鼻尖到颏前软组织的连线，上下唇均应位于此平面的后方，其中下唇较上唇略近约2mm。

下颌下缘与下颌角、下颌升支后缘及耳共同组成了侧面观轮廓的下缘和后缘，根据下缘与后缘的关系或下颌下缘与眶耳平面的夹角可以将侧貌分为三种类型：高角型、低角型和均角型。

第3节　口腔医学美学

一、口腔医学美学治疗的涵盖范围

（一）口腔医学美学范畴

1. 口腔医学美学定义　口腔医学美学是以美学和口腔医学的基础理论为指导，应用医学方法，维护和增进口腔颌面健美的一门学科。它常以正畸、正颌、修复、牙体牙髓和牙周等手段改善口腔颌面部外形与功能，提高整体生命活力和生命质量。

2. 口腔医学美学研究内容

（1）基础理论研究　口腔医学美学的基础理论研究包括：美貌人群的牙、颌、面结构的分析；多种美学方法机制研究；形式美规律在口腔颌面部的研究；唇、齿、鼻、颏、颊美学评价；口腔医学美学的美学本质、特征、属性等。

（2）应用研究　利用口腔医学美学基础理论指导口腔医学临床实践，以满足患者对美学及功能的双重需求。

（3）审美心理研究　其内容涉及口腔医学美感的特征、患者的心理教育、心理咨询、心理治疗、心理障碍的分析与调查等。

3. 口腔医学美学的审美层次　从广义理解，可归纳为三个层次。

（1）功能美层次　医学以预防治疗疾病和提高机体健康为宗旨。从病态到痊愈，将畸形或者缺损修复到正常或接近正常，以解除痛苦、恢复功能为主要目的。虽然功能美层次的治疗并未强调形式美，但功能恢复或病体痊愈的结果，又从根本上达到或满足患者的治病要求，如咀嚼与发音功能的恢复、促进颌骨生长发育等，给患者带来愉悦心理，有一种美的享受。因此，功能美是一个基本层次要求。

（2）形式美层次　口腔医学审美活动从功能美再深一步就是对形式美的追求。例如，双颌前突患者，除了外貌上缺陷，从功能上来讲并无大障碍，牙齿排列整齐、磨牙关系中性、前牙覆𬌗覆盖正常、牙尖交错、咬合关系良好。因此，其求医的主要目的在于改善面部美观，特别是成人患者。形式美层次包括两层含义：一是美的内容的外部表现形态，例如，从审美的原则来看待双颌前突患者，在制订计划时首先要恢复患者容貌外观上的美观，通过正畸治疗，内收上下前牙，在患者现有的骨骼型基础上，尽量改善面部突度。二是美的事物本身具备的装饰成分，例如，正畸治疗过程中矫治器的选择。传统的矫治器以唇侧不锈钢为主，因其颜色的影响，使得许多患者放弃了正畸治疗。为了减少正畸矫治器对患者的心理影响，不断有新的美学矫治器应用于临床，如陶瓷托槽、舌侧托槽及无托槽透明矫治器等。

（3）理性美层次　审美理性判断是产生高层次、高境界美感的基础。它与审美者的想象力、理解力、逻辑思维能力有很大关系。在这一层次中有以下两个方面的表现：一是患者对美的一种信仰和追求，是"至美至乐"的心灵体悟和感受；二是医务工作者在口腔医学临床研究和实践中，运用美学原理进行科学再创造。

将口腔医学美学分为以上三个审美层次，这是理论研究和基础研究的需要。然而，在临床实践中并非都层次分明，而是既有区别，又有交织。在患者对功能美和形式美的双重需要中，医者应权衡利弊，分别对待，在治疗之前应与患者进行充分的沟通。

（二）口腔医学美学治疗

人体美是自然美的最高层次。俊美的容貌在社会活动中更容易受到欢迎，反之，口腔颌面部或口腔内有疾病或畸形，不但会造成功能障碍，影响全身的健康，还可以使患者产生自卑、抑郁等不良心态，导致心理障碍，从而影响正常的工作学习和社交。因此，在口腔诊疗中，利用美学原理，维护、修复、再塑人体美，增强人的生命活力和美感成为一个基本原则。

口腔医学美学治疗是一门以口腔医学美学理论为指导，以人体形式美法则为基础，通过医学美学审美与医疗技术相结合的手段，来维护、修复和创造人体形态美的口腔医学专业学科。主要涉及修复科、牙周学科、牙体牙髓科、正畸科及颌面外科。

1. 口腔美学修复

（1）牙体缺损的美学修复　是采用人工制作的修复体以恢复和重塑牙齿的形态美和色泽美的最有效方法。在牙体缺损的美学修复中，应体现出人体的个性美，根据患者的年龄、性别、文化和气质不同，设计修复出不同形态与色泽的牙齿修复体。良好的牙齿修复体，均应达到颜色逼真、形态自然、质感真实的视觉审美效果。

（2）牙列缺损的美学修复　牙列缺损破坏了牙列的完整性，导致局部牙齿移位，引起咬合功能紊乱，应及时通过可摘局部义齿、固定义齿或种植等美学手段恢复口腔咬合功能及牙列美观。

（3）牙列缺失的美学修复　全牙列缺失明显破坏了面部形态的完整性。不但影响患者咀嚼、发音功能，还影响面部形态，显得比实际年龄苍老，给患者心理上带来了很大压力，影响他们的社会生活。全口义齿作为牙列缺失的美学修复体，既要符合解剖生理原则和生物力学原则，恢复咀嚼、发音等功能，又能产生美感，具有美学价值。

2. 牙周疾病的美容治疗　牙周软组织是口腔黏膜的特殊组成部分。特别是牙龈的颜色、形态、龈缘曲线以及牙龈与牙齿比例协调、色彩和谐，对容貌美均有很大影响。常见的与口腔医学美容相关的牙周手术有牙龈切除（成形）术、牙冠延长术等。

3. 口腔正畸的美学矫治　正畸美学目标不仅仅是牙齿的排列整齐，更关注颜面整体容貌的改善。正畸医师通过牙齿三维位置控制，达到牙齿、颌骨、面部的协调美观。同时，随着计算机技术的发展，近年来以个性化舌侧矫治技术及无托槽透明矫治技术为代表的美学矫治技术得到了迅速发展。

4. 口腔颌面的美容治疗　口腔颌面美容外科是运用审美心理与外科技术相结合的手段，对人体美加以修复和塑造，或对一些损害性疾病施以美容手术治疗，在保持功能完好的基础上，增进其形态之美感为目的的医学分支学科。其目的不同于传统的治疗疾病，而是通过手术改善外形，增添美感。其治疗对象也不同于传统意义上的"患者"，可能是生理健康，但不够完美的群体。

二、口腔医学美学发展史

（一）口腔医学美学的发展史

口腔医学与美学的结合，始于20世纪20年代美国的"好莱坞牙医学"，以后逐步走向世界，形成了"美学牙科学"，该称谓被广泛用于国际正式场合，意为从美学角度研究牙医学的一门学问。

1976年，美国著名牙科医生Goldstein出版了第一部有关美学专著《牙医学美学》（Esthetics in Dentistry），将牙医学中的美学原理、美学规律及其临床应用技艺等作了理论上的精辟论述和内在联系上的深刻提炼。1984年，他的又一部著作《改变你的微笑》（Change Your Smile）问世，将牙科医疗中的美学问题与微笑的视觉效应和心理的美感体验结合起来，从理性上加以拓展和升华，并进一步向微观和实用靠拢。1988年，国际上首部相关学术期刊《美学牙医学杂志》（Journal of Esthetic Dentistry）创刊，Goldstein从1992年起担任总编辑，因此欧美誉Goldstein为"牙医学美学之父"。

20世纪80年代，中国的口腔医学美学开始起步，经过全国同道坚持不懈地探索与研究，其理论体系和临床应用也日渐成熟，并将研究范围扩大到口颌系统。1990年11月，我国口腔美学的全国性学术团体——中华医学会医学美学与美容学会口腔学组在武汉成立。1991年北京医科大学口腔医学院[现北京大学口腔医学院（口腔医院）]孙廉教授主编出版了我国第一部关于口腔美学的专著《美学与口腔医学美学》。1994年安徽医科大学孙少宣教授出版了《口腔医学美学》。2015年9月中华口腔医学会口腔美学专业委员会成立，以规范和引领我国口腔美学的发展。口腔美学作为一个以患者口腔美观为治疗目标，多学科理论和技术交叉融合的新的学科开始走上口腔医学学术舞台。

（二）口腔医学美学形成的历史背景

我国口腔医学美学在20世纪80年代开始成为一门独立学科，是医学与美学在新的医学模式背景下的交叉和结合。它的产生有以下几个方面历史背景：

1. 健康概念的更新　传统医学的观念认为"健康"是机体处于正常运作状态，没有疾病。1989年世界卫生组织（WHO）对健康作了新的定义，即"健康不仅是没有疾病，而且包括躯体健康、心理健康、社会适应良好和道德健康"。现代健康的含义是多元的、广泛的，包括生理、心理和社会适应性3个方面。

2. 现代医学模式的转变　传统生物医学模式认为每一种疾病都能在器官细胞和生物大分子上，找到可以测量的形态或理化变化。然而，随着社会经济与科学技术的发展，一些心理性、社会性疾病的发生率不断升高。越来越多的医学事实表明，如果仅仅从人的生物特性来认识，已显得越来越不够了。健康观念的更新，导致了医学观念的变革，促使从生物医学模式，逐渐转向现代的生物-心理-社会医学模式，把人类作为自然环境的一个组成部分，从生物的、心理的、社会的多角度，综合地考察人类的健康和疾病，全面地认识人类的生老病死。

3. 对医学总体目标的重新认识 传统医学的生物医学模式，仅仅只是维护人类的生存需要。而新的宏观医学模式——生物-心理-社会医学模式，则要求从人的社会特征出发，满足人的生物、心理和社会等方面的需求，达到人自身的和谐、人际关系的和谐、人与自然环境及社会物质的和谐，增强人的健美素质，提高生命质量。医学审美是把维护和改善人体健美作为理想目标追求，推进和提高三大"和谐"，是整个人类的根本目的，也是医学的根本目标。

4. 现代医学研究领域发展的需要 现代医学审美领域的发展，也促进了医学和美学的结合。人文医学工作者从美学角度探讨和研究一系列医学理论问题，给临床第一线的医务工作者以新的启迪和更多的思考。继而口腔、整形、皮肤等各学科医务人员相继涉入，以临床医学家特有的医学实践优势，融合了哲学的思维和临床医学家的缜密，将理性审视和美感效应结合起来，从一个新的角度去研究医学实践中错综复杂的美的外形与内涵，跨越了自然科学和社会科学的鸿沟，在医学与美学结合点上去创新，从而使医学美学逐步走上理论和实践相结合的征途。

（三）现代口腔医学美学治疗的发展现状

循着先驱者们认识和开拓口腔医学美学治疗的历史轨迹，现代口腔医学美学治疗正朝着高标准、高水平的方向发展。目前口腔医学美学治疗的研究重点主要集中在以下方面。

1. 色彩学 是口腔医学美学中不可缺少的一部分。随着现代高科技的发展，电脑化色彩测配系统比色仪的开发与应用，消除了人裸眼比色的主观性和误差，并且将色彩以数值化表示，使配色更易操作。同时，电脑化的色彩测配系统比色仪被广泛应用于研究领域。例如，研究重复多次烧结、不同温度和不同含水量等对陶瓷材料色质的影响。

2. 口腔材料的美学 随着人们对牙科审美治疗的需求日益提高，口腔材料学的研究者已将审美列入了选择材料的标准。这与过去只注重材料的生物相容性和各种机械强度相比有了明显进步。银汞充填物和金属冠桥纷纷被复合树脂嵌体和陶瓷冠桥替代。以陶瓷为例，如何进一步改善它的光泽和荧光效果已成为学者关注的热点。

3. 种植义齿的美学 早期种植义齿对审美重视不够，先前关注的重点主要集中在骨组织的结合、存留时间以及恢复功能等方向，许多种植体毫无美观可言。突出表现在种植体的位置不准确，种植牙外形不逼真，与牙龈接触不自然呈非生理形态。要提高种植义齿的审美效果，特别是对上颌前牙，首先要进行仔细的诊断与设计，必要时还可以采用骨增高术、软组织改形术、甚至正畸治疗，为种植体提供最大的审美修复空间。

4. 口腔正畸美学矫治 传统的口腔正畸学主要以排齐牙齿为主要目标，对牙颌面的美学关注相对较少。当代正畸学更关注面部的协调与美观。在获得良好咬合的基础上，更需要获得面部的美观。同时，在矫治过程中选择更加美观的矫治器。随着正畸矫治技术与计算机技术相融合，以个性化舌侧矫治技术及无托槽透明矫治技术为代表的美学矫治技术得到了迅速发展，并受到了广大成人患者的喜欢。

第4节 口腔医师美学修养

在医疗实践中，口腔医务工作者不仅要有过硬的专业技术水平，良好的医德医风，还必须具备审美能力。提高口腔医师的美学修养，激发口腔医护工作者在临床工作中感受美、创造美、评价美的能力，对口腔医学美学事业的发展有着重要作用。同时，有利于提升医护人员的内在修养，构建和谐医患关系。

一、医务人员审美修养的主要内容

医学审美修养指医务工作者在医学美学思想和理论指导下，通过学习和医学审美实践活动等途径，在审美意识、审美能力、审美品质、审美创造等方面，进行自我教育和自我改造的过程。

1. 树立正确的审美观　审美观是人们在审美活动中形成的关于美、审美、美感、美的创造等问题的基本观点。医务人员要把坚持以人为本的思想理念、提高服务意识、强化医疗行为规范作为日常医疗工作基本要求；把高尚的医德观念和审美情感有机融合在一起，将美学知识、职业美德、修养融合到医疗实践中，为维护患者的生命健康和提高生命质量服务。

2. 提高医务人员的审美素质，增强医学审美能力　医务人员的审美素质关系到自身以及医院的形象，是和谐医患关系不可缺少的内在修养。加强医学审美培养和训练，提高医务人员的医学审美鉴赏力和创造力，提高社会群体健美水平和质量，满足现代人的高层次要求。

3. 构建和谐的医患关系　医学美学工作者要给患者提供满意的医疗服务，关心爱护患者，充分尊重患者的人格和知情同意权利，增进沟通，互相尊重和理解，共筑医患关系的和谐。

4. 塑造高尚的人格魅力　医务人员不但要有高超的医疗技术，较高的审美能力，还要有较好的内在修养，在文明优雅的言谈举止、良好的道德风貌、高尚的情操，以及良好沟通能力等方面有全面的发展。

二、构建口腔医师、口腔技师与患者的协调美

（一）口腔医师与患者

1. 医学模式的转化　传统生物医学模式仅仅关注导致疾病的生物化学因素，而忽视社会、心理维度。随着人类社会发展和疾病谱的变化，人们逐渐认识到原有医学模式的不足，提出了生物-心理-社会医学模式。强调关心患者、关注社会、注重技术与服务的共同提高。口腔医师在临床实践中，不仅要恢复患者的功能美，还要注意患者对美的心理需求。

2. 美学的特殊性　美不仅具有自然属性，还具有差异性，不同时代、不同区域、不同种族、不同文化层次、不同个体间都存在着差异。从不同的出发点以不同角度观察，运用不同的思维方法分析，美可有多种不同的解释和定义。在某些患者看来，牙齿越白越美；而口腔医师则认为牙冠颜色需要有层次感，半透明米黄色为佳。

3. 知情同意与充分沟通　在术前应充分与患者进行沟通，了解患者进行口腔美容治疗的目的。例如，正畸患者经常以牙齿不整齐为主诉要求进行正畸治疗。当牙齿排列整齐后，进一步要求内收前牙改善面型。其实，患者寻求正畸治疗的真正目的在于改变面型。如果治疗之前没有进行充分沟通，了解患者的潜在要求，非常容易造成医疗纠纷。在口腔医学美学治疗前，对患者的情况进行充分评估，制订合理的治疗方案，应告知患者技术的局限性及可能并发症，并取得患者的书面同意。

4. 鼓励患者参与医疗活动　在临床诊疗中，应尊重患者的权利，鼓励患者参与口腔诊疗活动，让患者理解口腔医学美学治疗的必要性与局限性。让患者理解自身条件与理想美之间的差距，以及现有医疗条件所能达到的极限。例如，双颌前突伴有牙列拥挤的患者，即使通过拔牙矫治，排齐牙列后，剩余间隙也寥寥无几，内收前牙空间十分有限，无法通过拔牙矫治达到改善面型的目的。

（二）口腔修复医师与口腔技师

口腔修复医师与技师之间具有特殊的协作关系，其共同目标是为患者服务，完成理想口腔修复体，但他们的职责和分工不同。医师通过对患者的检查诊断形成临床设计方案，并将相关信息提供给技师；

技师按照医师的设计要求完成修复体的制作，再将修复体传递给医师；由医师将修复体戴入患者口腔，满足患者功能、形态和审美心理上的需求。医师与技师之间的通力协作是保证修复体质量的关键，修复科医师和技师之间应该有着真诚与良好的合作，体现职业协调美。

在临床实践中，由于口腔修复医师与技师的文化背景、社会背景、物理背景、心理背景等不尽相同，在协作交流的过程中会出现对同一信息理解上的偏差。而这些偏差都会直接、间接地影响口腔修复体的质量。出现问题后医师与技师之间不应各执一词、互相推卸责任，而应加强彼此的协调与交流，在相互理解的基础上共同对治疗计划负责。

医师与技师之间的协调合作关系是"主从-合作型"关系，处于主导地位的医师不仅要在自身领域中精益求精，具备全面的理论知识、综合分析能力和临床操作技能，还应洞察口腔工艺技术领域的发展，对其每个流程、每步操作、每种材料都能很好地理解与掌握，积极参与和配合技师完成整个制作过程。技师应熟练掌握各种修复体制作工艺技术，努力做到尽善尽美，同时应了解医师的设计意图和临床操作步骤，对有疑问的设计和模型及时反馈给医师，并提出合理的意见和建议。具有良好职业素养的医师总是能与技师共同协调完成某一治疗计划，而一个责任心强的技师，往往自始至终地同医师及患者保持着良好沟通，以了解医师和患者对修复体的真实诉求。

自 测 题

1. 美的形式包括（　　　）

 A. 自然美　　　　　　　　B. 科技美

 C. 社会美　　　　　　　　D. 艺术美

 E. 以上均是

2. 口腔医学美学的治疗范围包括（　　　　）

 A. 口腔种植修复　　　　B. 口腔牙周

 C. 口腔正畸　　　　　　D. 口腔外科

 E. 以上均是

3. 关于审美，下列描述不正确的是（　　　）

 A. 审美主体一定是人，而审美客体可以是人，也可以是物

 B. 人既是审美主体，又是审美客体

 C. 眼、耳是审美的高级感官

 D. 人的审美能力是由生理感觉器官本身所具备的

 E. 美感的获得随时间、地点的不同也不尽相同

4. 美感的心理特征包括（　　　）

 A. 直觉性　　B. 愉悦性　　　C. 超越性

 D. 差异性　　E. 以上均是

5. 黄金分割律是指（　　　）

 A. 1：0.618　　　　　　　B. 1：1.618

 C. 1：0.628　　　　　　　D. 1：1.628

 E. 近似于8：5

6. 口腔医学美学的审美层次（　　　）

 A. 功能美　　B. 形式美　　　C. 理性美

 D. 协调美　　E. A+B+C

7. 口腔修复医师与技师之间的协调工作关系（　　　）

 A. 平等-合作型　　　　B. 主从-合作型

 C. 交叉-合作型　　　　D. 平等-监督型

 E. 主从-指导型

8. 在医学审美活动中，医护人员作为医学审美主体不具备的特征是（　　　）

 A. 医学审美主体多元化

 B. 医患双方在审美活动中都具有利害性

 C. 审美知识非对等性

 D. 健康的心理和丰富的情感

 E. 决断能力

（陈建明）

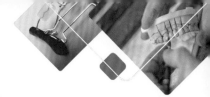

第2章
口腔医学美学基础

每个人都有自己的容貌特征，真正美的容貌并不多见，对于容貌缺陷或美中不足，可以运用美学手段来加以矫正。对颜面部进行客观正确的评价是我们进行口腔临床工作的基础。关注颜面部美学主要体现在对颜面部软硬组织结构的评价，需要注意两者既各自独立，又相互联系，避免将两者分开进行审美评价。

第1节　颌面美学基础

影响面部容貌美观的两个基本因素：①颅面部骨骼，是构成面部形态、轮廓的基本因素，起着决定性的作用，其受遗传因素的影响最为明显；②皮肤等面部软组织。骨性面型是软组织面型的基础。

一、颌面部软组织的美学评定

颌面部软组织的美学评定主要从正貌和侧貌两个维度进行，以颌面、唇、齿、牙龈之间的相互关系为基础。颜面的各部分均有美的参考依据，如参考平面、对称性、三停五眼、黄金分割比例、审美平面、侧貌角等多方面标准。这些标准从正面、侧面观对分析面高、面宽比例和左右对称、协调度非常重要。在口腔美学的领域，可以通过拍摄口外照（正貌、侧貌、局部）来评价患者面部立体效果。作为基础性学科，本书选取一些常用的指标、数据和测量标准值加以介绍，作为专业学习的入门基础。

（一）正貌

正常端庄的容貌各部分之间的比例并不存在绝对标准，还存在一定的波动范围，在正常人群中除标准区分外，达到或接近这些标准的容貌均具有美感。人们在进行评价时应使用拍摄统一角度静态肖像的形式更为标准，首先需要明晰观察对象的体位评价标准，应使其处于自然头位，面部肌肉自然放松状态，眼睛平视前方，以保证拍摄照片的真实性，具有治疗前、后的可比性和对比分析的科研价值。本节仅对临床常用标准进行讲解，更多内容的学习要放在未来的实际工作中加以深化。

1. 参考平面　正面观，自然头位时，双侧瞳孔连线作一平面，与地面平行，称为水平参考平面（图2-1）。一般情况下，双侧瞳孔连线、口角连线应与水平参考面平行。侧面观，眶下缘最低点至外耳道上缘连线，称为眶耳平面。当人正坐、自然头位时，此平面与地面平行。耳屏中点至鼻翼中点的连线，称为耳屏鼻翼线，与眶耳平面形成15°交角，与殆平面平行（图2-2）。

2. 面部对称性　是衡量面貌的一个重要标志。通常以眉间点、鼻尖点、上唇最凹点与颏部中点连线为中轴，平分面部，观察颜面部的对称性。正常情况下其位于正中矢状面上，左右面部眉、眼、耳、颧突、鼻翼、鼻唇沟、口角、颊、下颌角及同名牙均应对称，牙弓中线也应与面中线对齐（图2-3）。容貌没有绝对的对称，先天遗传因素、后天发育不协调、牙齿萌出异常、单侧咀嚼等，都可引起面部对称性的改变，但这并不影响对其容貌的评价。颜面部的左右对称率自上向下（眼平面、鼻平面、颏唇沟平面）有减小的趋势，越是上部结构越趋于对称，这与颅面部骨结构有关。例如，偏颌畸形患者可出现左右面部的严重不对称及颏部偏斜（图2-4）。

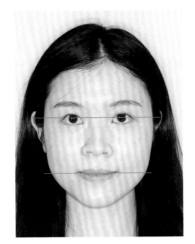

图2-1　正面参考面

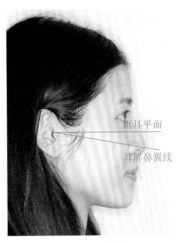

图2-2　侧面参考面

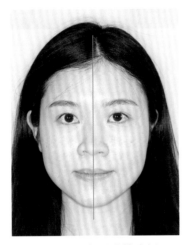

图2-3　面部对称性分析

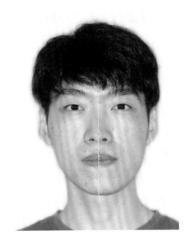

图2-4　颏部偏斜

3. 三停五眼　是目前评定面部美学的公认标准之一。其阐明人体面部正貌纵向与横向的比例关系，不符合此比例，就会与理想的面型有差距。

（1）正三停　是以假想面部中轴为参照，从前额发际点至眉间点、从眉间点至鼻下点、再从鼻下点至颏下点将面部分为三部分；或通过双侧眉弓下缘作一条水平线，再通过双侧鼻翼下缘作一条平行线，两条平行线将面部分成三份；谓之"三停"，也称为大三停（图2-5）。

若这三个部分距离大致相等，上中下恰好各占三分之一，说明"三停"比例良好，则面容比较和谐，其容貌相对美观。这是根据较为稳定的表面解剖标志而定的，在临床应用时需要有一定的条件保证。比如面上部需要依靠头发的完整性，面中部需要依靠鼻部的完整性，面下部需要依靠牙列的完整性。面上1/3及面中1/3比例异常会导致颅面部畸形，面中1/3及面下1/3比例异常则主要表现为牙颌面畸形。

（2）小三停　指"三停"中的面下部分，即鼻底与颏下点之间的部分。将面下1/3又分为基本相同的三部分，鼻底至口裂点、口裂点至颏

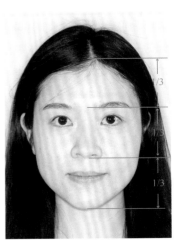

图2-5　三停

上点（颏唇沟正中点）、颏上点至颏下点。其中口裂线将面下 1/3 分为上下两部分，上唇长度一般为小三停的上 1/3，下唇至颏部长度为小三停的下 2/3（图 2-6）。理想的男性上唇高度约为 24mm，下唇及颏部高度约为 50mm，女性较男性少约 4mm。

（3）五眼　指在正面观时，眼裂水平线上，面宽应具有 5 个眼裂的宽度。以眼内外眦之间的宽度为一个长度单位，在左侧耳廓垂线至右侧耳廓垂线之间作连线，把面宽分成 5 个部分，5 个部分正面观的水平距离接近相等，谓之"五眼"（图 2-7）。

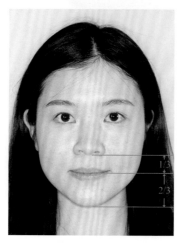

图 2-6　小三停

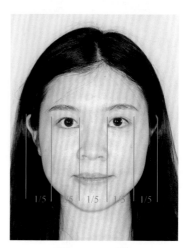

图 2-7　五眼

（二）侧貌

临床上对于软组织侧貌分析包含两个内容：一个是对患者软组织侧貌的美学评价；一个是对患者治疗后的软组织侧貌预测。美学评价是前提，没有这个前提条件，侧貌预测就失去了目标和方向。

目前临床上，软组织侧貌分析是比较主要的观测分析方法。侧貌审美评价在口腔审美实践中应用广泛，测量指标和参数较多，根据不同专业会选择不同的体系和测定指标。侧貌分析可以分为面部侧貌分析和面下 1/3 侧貌分析。口腔修复比较侧重于面下 1/3 比例关系的恢复，口腔颌面外科和口腔正畸对于侧貌的美学评价和数据分析最为复杂，通过测量这些标志点所形成的角度、线条之间的距离、比例等来评价其侧貌的特征及变化。

1. 侧貌角　指软组织眉间点到鼻下点连线与鼻下点到软组织颏前点连线形成的内夹角。常用来评价前额、面中部和面下部的总体协调关系，对上颌颌骨基骨前后部的协调也可由此角来判断。该角通常作为面部侧貌分析的参考数据，必要时需要结合硬组织侧貌分析数据综合加以分析，侧貌角将面型分为三种：直面型（Ⅰ类貌侧貌角为 165°～175°）、凸面型（Ⅱ类貌侧貌角小于 165°）、凹面型（Ⅲ类貌侧貌角大于 175°）（图 2-8）。

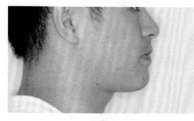

Ⅰ类

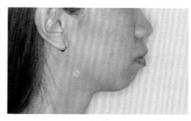

Ⅱ类

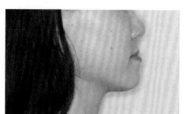

Ⅲ类

图 2-8　侧貌角

经过大量样本的调查发现，现代审美中直面型是最容易被大众接受的一种面型，也就是说大多数人觉得直面型最漂亮。

2. Ricketts审美平面 指以鼻尖点与颏前软组织点之间的连线。形成假想的Ricketts审美平面，用于评价上下唇的突度及鼻、颏部的位置关系，也称为审美E线、审美平面。该平面在下颌骨手术和颏成形术中具有重要参考价值。貌美成年人的双唇均位于审美平面后方，标准是上唇距离E线4mm，下唇距离E线2mm。该平面的测量易受到鼻尖高度的影响，东方人鼻尖较低，颏微突，上下唇较接近审美平面，鼻尖、下唇唇红、颏前点在一条直线上是最标准的。西方人上下唇位于审美平面的后方较远处，这说明西方人鼻尖较高，颏部微突。

二、颌面部骨组织的美学测量

颌面部骨组织的美学测量，主要用于正畸治疗和正颌外科。医师通过描记软硬组织的标志点，进行连线或角度的测定，同时也可以对比软硬组织的位置关系，并进行相应的治疗后软组织预测。临床上最为常用的测量方法为头颅定位测量。

X线头影测量是对X线头颅定位影像片，进行描图定点、画线和测量分析，从而了解牙颌、颅面软硬组织的结构及相互关系。它是口腔正畸和口腔颌面外科等学科进行临床诊断、治疗设计及研究工作的重要手段。

（一）侧位X线头影测量分析

临床上大多数错颌畸形表现为颅面及牙颌结构在矢状向和垂直向的异常，而侧位片的主要描述内容就是颅面垂直以及前后向的关系。因此，侧位X线头影测量数据较正位X线头影测量应用更广泛。

1. SNA角 指由蝶鞍中心至鼻根点连线与鼻根点至上齿槽座点连线所构成的角（图2-9）。反映上颌相对于颅部的前后位置关系。当此角过大时，上颌前突、面部侧貌可呈凸面型，反之上颌后缩面部呈凹面型。

2. SNB角 指蝶鞍中心至鼻根点连线与鼻根点至下齿槽座点连线所构成的角（图2-10）。反映下颌相对于颅部的位置关系。此角过大时，下颌呈前突，反之下颌呈后缩。

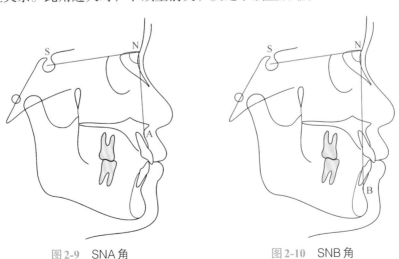

图2-9 SNA角　　　　　图2-10 SNB角

3. ANB角 指上齿槽座点至鼻根点连线与鼻根点至下齿槽座点连线构成的角（图2-11）。此角亦即SNA角与SNB角之差。此角反映上下颌骨对颅部的相互位置关系。当SNA大于SNB时ANB角为正值，反之ANB角为负值。

4. 面角 指面平面与眶耳平面相交之后下角（图2-12）。此角代表了下颌的凸缩程度，角度越大，下颌越突，反之表示下颌后缩。

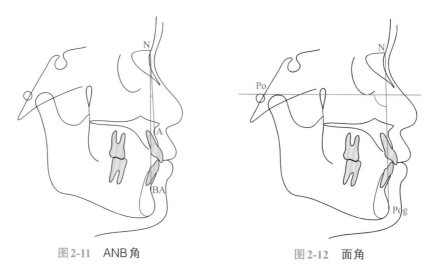

图2-11 ANB角 　　　　　　　　　　图2-12 面角

5. 颌凸角 指NA与PA延长线之交角（图2-13），即由鼻根点至上齿槽座点连线（NA）与颏前点至上齿槽座点连线（PoA）的延长线之交角。此角反映面部的上颌部分相对于整个侧面的关系。当PoA延长线在NA前方时，此角为正值，反之为负值。此角越大表示上颌的相对突度越大，反之表示上颌相对后缩。

6. 下颌平面角 指下颌平面（MP）与眶耳平面（FH）的交角（图2-14）。此角代表下颌体的陡度、下颌角的大小，也反映面部的高度。

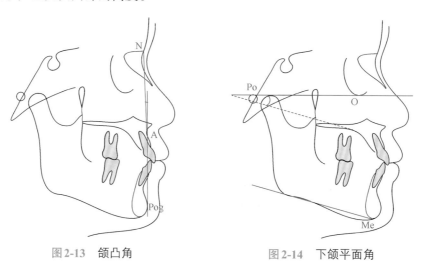

图2-13 颌凸角 　　　　　　　　　　图2-14 下颌平面角

7. Y轴角 由蝶鞍中心点与颏顶点相连构成，此轴反映了面部的生长方向（图2-15）。此角亦反映颏部的突缩，此角越小则表示颏部越突，反之则表示颏部越缩。

8. 下颌角 由下颌平面和升支平面构成，反映下颌骨形态（图2-16）。

9. 下中切牙-下颌平面角 指下中切牙长轴与下颌平面交角（图2-17）。此角代表下中切牙唇舌的突度。

10. 上下中切牙角 指上下中切牙牙长轴交角（图2-18）。此角代表上下中切牙间的突度关系。

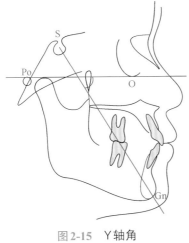

图 2-15　Y 轴角

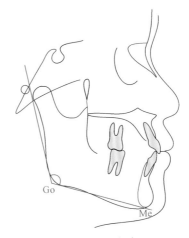

图 2-16　下颌角

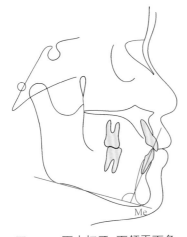

图 2-17　下中切牙-下颌平面角

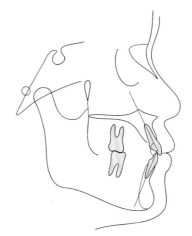

图 2-18　上下中切牙角

（二）正位 X 线头影测量分析

对于某些畸形，尤其是面部左右不对称性畸形，侧位片难以提供有效的临床分析依据，对于这类不对称的牙颌面畸形，临床医师多采用正位（前后位）X 线头影测量进行分析，以期获得满意的效果。临床上常以过鸡冠中心点（Cg）的中垂线，分析左右两侧颧弓外侧点（Za）、颧额缝内侧点（Z）、上颌基点（Mx）、下颌角点（Go）距离中线的距离及颏下点（Me）偏移情况，见图 2-19。

三、鼻-唇-颏的美学评价标准

在颅颌面结构中，对美观影响较大的部位为面中下 1/3，即鼻-唇-颏部的协调程度，而面下 1/3 正是口腔医学所能改善较大的颜面范围。是否对面中下 1/3 的容貌给予足够的认识和重视，将在一定程度上决定治疗效果的好坏。

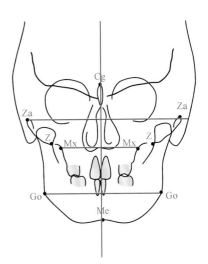

图 2-19　正位 X 线头影测量硬组织分析

（一）鼻-唇-颏常用美学参数

临床上，常选择鼻、唇、颏部软组织侧面轮廓上的一些典型标志点构成的侧面角作为评价侧貌面型、正畸治疗前后变化的重要参考依据。

1. 鼻额角 是一条柔和凹形弧线，由鼻根点分别与眉间点和鼻尖作连线，两线相交构成鼻额角，正常为115°～130°。在此范围内，女性偏钝为好，男性偏锐为好。鼻额角最深的部位应在目光凝视前方时位于上睫毛线和睑板上皱襞之间。鼻额角与鼻型的曲线美密切相关（图2-20）。

2. 鼻面角 沿眉间点至颏前点画线与鼻背部夹角构成鼻面角。鼻面角的理想角度是36°～40°。颏部、下颌骨的正颌手术常可造成该角度的变化（图2-21）。

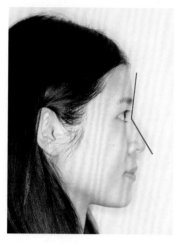

图2-20 鼻额角

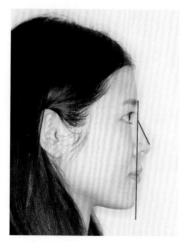

图2-21 鼻面角

3. 鼻颏角 由鼻尖分别至鼻根点和颏前点连线相交构成，正常为120°～132°。上下颌骨手术均可影响该角度的变化（图2-22）。

4. 鼻唇角 鼻小柱与上唇所形成的侧面角称为鼻唇角，在一定程度上反映上颌骨突度和上前牙的突度。较理想的侧貌鼻唇角通常为90°～100°（图2-23），过于唇倾的上前牙可能导致过小的鼻唇角。鼻唇角同时也受唇的形态、鼻小柱的角度与形态的影响，因此在检查鼻唇角时，应注意找出导致其异常的主要原因。

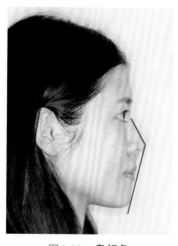

图2-22 鼻颏角

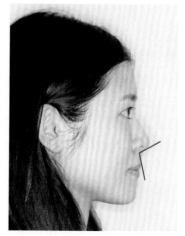

图2-23 鼻唇角

5. 颏颈角 由软组织颈点（颏下区与舌骨下区的移行处）至颏下点作连线，再沿颏前点向颏前点作连线，两线相交成颏颈角（图2-24），正常值范围为85°～90°，此角可显示颏部位置、发育状态及生长趋势。颏位后缩，颏部发育差，颏颈角变大，导致容貌变差。

6. 面型角 额点至鼻下点连线与鼻下点至软组织颏前点连线的后交角（图2-25），代表软组织的面型突度。

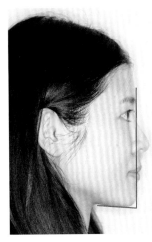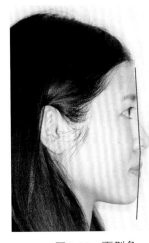

图 2-24　颏颈角　　　　　　　　　　图 2-25　面型角

7. 颏唇沟角　以颏唇沟最凹点分别向下唇软组织外轮廓前缘及颏部软组织外轮廓前缘作切线所形成的夹角（图 2-26）。此角可辅助判断面下比例、颏部发育及下唇形态和紧张度。理想人群颏唇沟角约为 130°，男性较女性略小。下唇与颏部形成的沟为颏唇沟。当颏唇肌紧张时，会导致颏唇沟的异常。检查颏唇沟时，应让患者处于自然放松唇位。当覆盖过大时，下唇外翻，会导致过深的颏唇沟；骨性Ⅲ类错𬌗畸形患者，颏唇沟则可能较浅。

（二）鼻、唇、颏的相互关系

面下 1/3 的鼻、唇、颏关系是面部整体和谐与否的关键因素。以鼻尖点和颏前点的连线构成的平面为假想的审美平面，中国人上唇到此平面的距离，男性约为 1.9mm，女性约为 2.6mm；下唇到此平面的距离，男性约为 1.8mm，女性约为 1.1mm；上、下唇均位于该审美平面之后（图 2-27）。

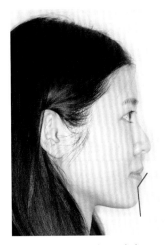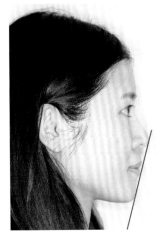

图 2-26　颏唇沟角　　　　　　　　　图 2-27　审美平面

自然头位时，过鼻下点（Sn）作一铅垂线，用以评价上下唇、软组织颏部的突度。上唇突点在该铅垂线前方约 2mm、下唇突点位于该线上、软组织颏前点距该线后方约 4mm，同时下唇与软组织颏部形成了良好"S"形（图 2-28）。该方法在一定程度上优于审美平面，不受鼻尖点及软组织颏前点的影响。

四、影响颌面部美学特征的其他因素

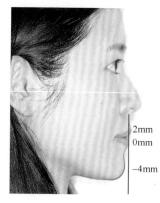

图2-28　鼻-唇-颏关系

虽然面部美观的提升对人体美学有很大帮助，但作为医师特别是整形外科医师不能只关注患者要求整形的部位。在进行评估时，应从整体出发全面考虑患者的全身情况、年龄、种族及性别等影响因素。

（一）整体观

人作为一个完整生命体，面部是整体的一部分。一般来说，体型可以在面部得到反映，体型与面形具有一定的协调性。例如，身形高挑的人通常脸部显得瘦长，而身形粗壮的人则多有一个偏圆、短而宽的脸庞，面部分析要与身体形态进行综合评判。医师在进行面部整形手术之前，一定要对患者进行全面整体的分析评价，面部的各部分不能独立分析，如果仅将患者的某一部位进行孤立、单一评价，容易造成术后整体不协调，增加医疗纠纷的发生率。

（二）年龄

面容老化是一个正常的生理过程，不同年龄层次的人具有不同的容貌美特点，面部骨骼、肌肉、软组织及皮肤在不同年龄阶段也会呈现不同的特征。例如，头部与自身的比例，少年大于成人，年龄越小，头部所占比例越大；进入中老年以后，因为增龄性变化，皮肤变得松弛、光泽度和弹性降低，前额皱纹增多加深，鼻唇沟加深，发际线后移等。因此，整形医师必须熟知每个年龄阶段的面部美学特征，面对患者追求年轻化手术时的要求，应根据具体情况建议其进行符合年龄阶段的面部手术，而不是完全依从患者意愿违背医学常规。

（三）性别

男女之间的容貌和形体特征在解剖学和生理学上有明显差异，也受激素水平的影响。男性面部棱角分明，下颌角明显且突出、多呈方形，颏部、前额和颧部较明显；眉毛粗而直立，皮肤一般较厚；肩宽、腰粗、形体强壮有力。女性则倾向于圆形或椭圆形，均衡的皮肤张力和质地，眉毛一般细而弯曲，整体曲线流畅柔和。

（四）种族地域

不同种族及地域差异的人具有不同的面部特征，如日本成年人中50%有内眦赘皮，而在白色人种中，幼年时若有内眦赘皮存留，成人后多会自行消失。在热带地区，人类为了适应酷热的气候，皮肤颜色变得黝黑，毛发黑短且呈螺旋式能形成空隙等，这些都有助于抵抗强烈的日光损害；鼻子扁宽，嘴唇厚实，手掌和脚掌汗腺发达，有利于散热降温。而寒冷或温带地区的人，皮肤颜色浅则是为了更好地吸收弱的紫外线利于身体发育，毛发浓密利于身体保温，鼻梁高、鼻腔长也能使冷空气进入鼻道后可以有更长的预热时间，不影响体温恒定。

（五）不同的情绪状态对人体外表生理特征的影响

人的情绪会影响到人体各个器官的生理功能，进而使人体外表产生一系列变化。例如，当人的情绪低落、忧愁、悲伤或恐惧、惊吓时，体内肾上腺素分泌增加、血管收缩、皮肤供血不足、脸色苍白或大汗淋漓等，同时伴有血压升高，头晕目眩，给人阴郁的感觉。而长期的心情忧郁寡欢、焦虑愁闷，也会引起内分泌功能失调，从而影响睡眠和皮肤血液供应，使黑色素分泌增多沉积，皮肤会变得黯淡无华。心情愉悦舒畅、情绪高涨时，大脑皮层兴奋，神经调节物质乙酰胆碱分泌增多，皮下血管扩张，微循环得到改善，肤色红润容光焕发，给人以神采奕奕、激情高涨的美感。因此，长期的心情阴郁，使面部表情暗沉，影响人体美的外在形象；而愉悦舒畅的心情，对容貌美具有促进作用。

总之，想要真正有效地给患者带来美的改善，应该通过全身系统的美学综合评价，使面部各个部位与面部整体协调一致，同时也使面部与全身协调一致。

第2节 口腔美学基础

一、牙与牙列的美学基础

牙齿整齐地排列于口腔中，组成完整的弓形，构成良好的尖窝锁结咬合关系，行使咀嚼、语言等各种功能。一口整齐、洁白、漂亮的牙齿不仅使人的容貌增色，也是人体美的重要标志之一。

（一）牙齿的美学意义

健康亮丽的牙齿不仅体现在色泽、形态、数目和排列等方面，还应没有牙体疾病的影响。

1. 牙齿的色泽 成年人发育良好的牙齿呈浅白色、浅黄或半透明的象牙色，表面光泽柔和。晶莹洁白的牙齿配以健康红润的口唇，给人以健康的美感，使容貌更加完美，故有"朱唇皓齿"之说。

2. 牙齿的形态 牙齿分为切牙、尖牙、前磨牙及磨牙。根据功能不同，形态各异，其中切牙和尖牙与容貌的关系最为密切。一般情况下牙齿的形态与面形相协调，例如，长脸型的人，牙齿也偏长；而圆脸型者，牙齿形态较短小、圆润。

3. 牙齿的数目 因某些全身因素及先天疾病而造成的牙齿数目异常，如发生在上颌中切牙之间的多生牙、上下颌前牙间的牙列缺损等会造成牙列的拥挤或稀疏等，使面部形象受到影响。如果牙列缺失，上下颌间距变小、面下1/3变短、面部软组织凹陷、面部皱褶增多，面容就会显得苍老。

4. 牙齿的排列 牙齿在牙弓中按照功能形状和一定的位置，对称、整齐地排列，形成良好的咬合关系、覆𬌗、覆盖及优美的𬌗曲线。正常的牙列可以维持良好的牙弓形态和面颊唇部的对称与丰满，而且使人发音准确、语言清晰。错位或拥挤的牙列则会破坏颜面部自然、协调、统一的美感。

（二）牙齿的美学参数

上颌切牙的唇面外形与缩小倒立的面形接近。临床牙冠的宽与长之比，在75%～80%之间时牙齿比较美观。上颌中切牙、侧切牙和尖牙之间的最佳关系是黄金分割比，即中切牙唇面比侧切牙宽60%，侧切牙唇面又比尖牙的近中部宽60%（图2-29）。

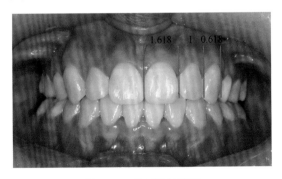

图2-29 前牙最佳关系

（三）牙齿与牙列的分型

根据六个前牙的排列形态，可将牙列分为三种基本类型：①方圆型，四个牙齿的切缘连线略直，从尖牙的远中起向后弯曲，下颌前牙也具有相同特征；②尖圆型，自上颌侧切牙的切缘起明显向后弯曲，下颌前牙也具有相同特征；③卵圆型，介于方圆型和尖圆型之间，自上颌侧切牙的远中逐渐弯曲向后，使前牙段的弓形较圆。

一般认为，个体的牙型、牙列型与面部外形是协调的，所以进行义齿选择时也需注意与面型的协调。

（四）牙齿的健美

天然牙一般呈半透明的浅黄和浅白色，颜色协调、适度，从切端到颈部色泽由浅至深，显露层次感，但无明显界线，构成了质地如玉的色泽美。牙齿的形态、大小、色泽、人种、性别、肤色、面型等应和谐一致。左右两侧同名牙齿在大小、形态、位置上均衡对称，中切牙间中线上下对齐，形成一种和谐对称美。牙齿排列与牙弓形态相一致，既整齐又有规律，每个牙齿以其功能不同而各具不同的形态，给人以整体的美感。

牙齿的大小、形态和面型相称。颜面美貌者，牙齿形态、牙弓形态与面部形态之间相互协调、匀称，且上、下前牙覆𬌗、覆盖关系正常；磨牙为中性关系，能充分发挥咀嚼、发音等功能，没有任何牙齿疾病。

二、牙周组织的美学基础

牙周组织又称牙齿支持组织，包括牙龈、牙周膜和牙槽骨，它在维持口腔及面部的功能和色彩美感上具有重要意义。

（一）牙龈组织的正常结构及特征

牙龈是指覆盖于牙槽突边缘及牙颈部的口腔黏膜，它分为游离龈、附着龈和牙龈乳头三部分。

1. 游离龈　又称边缘龈，呈颈圈状包绕牙颈部，正常为粉红色，薄而紧贴牙面，宽约1mm，呈连续的半月形弯曲，波浪流线型构造，质感柔和、优美。

2. 附着龈　附着龈与游离龈相连续，与骨面牢固附着，表面角化程度高、坚韧，对局部刺激有一定的抵抗力。

3. 牙龈乳头　又称牙间乳头，呈锥形充满于相邻两牙接触区根方的龈外间隙中，由游离龈和部分附着龈所构成。牙龈乳头是牙龈形态美的标志，它在维持牙龈外形的完整和美观方面起到重要的作用。

健康牙龈的标准：1951年美国牙周病学会公布了健康牙龈的标准，即色调应是粉色；黏膜表面点彩正常；龈缘菲薄呈刀边状，牙龈乳头发育良好；牙龈有硬度；龈沟浅，无渗出液。

造成牙龈色彩增龄性变化的因素有：年龄、牙组织结构、毛细血管的状态、血液的性质及流量、上皮的角化、黏膜的厚度、色素的沉着等。

（二）牙槽骨的正常结构与功能

牙槽骨是上颌骨、下颌骨包绕牙根的突起部分，形成马蹄铁形的牙槽骨弓，亦称牙槽突。牙槽骨的外侧板由骨密质构成，与上颌骨、下颌骨的骨密质连续。被分隔成许多牙槽窝，其形态、大小、数目和深浅与所容纳的牙根相适应。牙槽骨的内壁，即固有牙槽骨，在X线片上呈围绕牙根的连续致密阻射白线，称为硬骨板。当牙槽骨因炎症等原因发生吸收时，硬骨板中断、模糊或消失。固有牙槽骨与牙根之间为牙周纤维，将牙齿牢固地悬吊在牙槽窝中，具有缓冲压力的作用，可以避免牙槽骨受到过大的冲击力。

牙槽骨是全身骨骼中变化最为显著的部分，适当的功能性刺激能够促进牙槽骨的发育。若上下牙列缺失，失去功能刺激，将发生废用性萎缩，每年牙槽骨高度平均降低0.5mm。牙槽嵴不断退缩，垂直高度变小，面部呈现凹陷的衰老面容。所以牙槽骨的退缩和吸收会直接破坏牙槽骨的形态美和功能美。

三、唇的美学基础

（一）口唇的功能美及意义

1. 口唇的色彩　在容貌美学中占最大的优势，红唇部的黏膜极薄、血运丰富，没有角质层和色素，能透出血管中血液的颜色。红润的唇色，醒目而敏感，是面部色彩魅力的焦点。娇艳柔美的朱唇是女性特有的风采。

2. 口唇的功能　口唇是面部最繁忙的器官之一。由于口唇与面部表情肌密切相连，使其具有发音、进食、吐纳、吹气、吸吮和辅助吞咽及性感效应等各种功能。

3. 口唇的表情　口唇是人类情感表现的焦点。上唇皮肤与唇红交界处呈现为弓形，连接两端微翘起的口角，好像"展翅的飞燕"，也有人比喻为"飞翔的海鸥"，给人以含笑轻巧的自然美感。西方画师称此为"爱神之弓"，达·芬奇的著名肖像画"永恒的微笑"，其重点即在口唇，因此有人称它为"面容魅力点"。

（二）口唇的形态

唇部占据了颜面下 1/3 的部分。口唇的外观美感要求：色泽红润、曲线优美、上下唇厚薄比例适当、大小适中。由于两侧对称、所处解剖部位系面部正面暴露部位，因此唇部的缺损和畸形，不仅很大程度影响患者的进食和发音，对容貌的影响也极大（图2-30）。

唇的解剖界限：上达鼻底，下达颏唇沟，两侧以唇面沟为界。中间有横行的口裂将其分为上下唇，口裂两侧为口角。观察范围主要包括唇部正面观，唇部侧面观，上唇高度，唇的厚度，口裂宽度及口唇分型等。

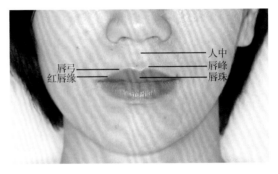

图2-30　唇部表面结构

1. 唇部的正面观　上唇红较下唇红稍薄，微微翘起，唇珠饱满，两端嘴角也微向上翘的口唇，被人们认为是美的唇形。当上唇、下唇轻轻闭拢时，其唇型可分为三型：方形、尖型和圆形。正面观，美的上唇红呈弓形状态，红色的边缘称为红唇缘或朱缘。唇红与皮肤的交界处有一白色的细嵴，称为皮肤白线或朱缘嵴。朱缘中部弓形更为明显，称朱缘弓或爱神之弓。朱缘弓的正中有一条浅沟，称人中。人中下方的红唇呈结节状，称为唇珠。

2. 唇部侧面观　从侧面观，上唇红较下唇红略松且薄，微微突出、翘起，并轻轻盖于下唇唇红之上。以鼻尖与软组织颏前点画一条直线，美貌者口唇前端恰在此线上而不突出。一般情况下，上唇突出超过下唇约2mm。

3. 上唇高度　指上唇皮肤的高度，即鼻小柱根部至唇峰的距离，但不包括红唇部。分三级，即低上唇（高度不超过12mm）、中等上唇（高度为12～19mm）、高上唇（高度超过19mm）。我国成年人上唇的平均高度为13～20mm。

4. 唇的厚度　指口唇轻闭时，上、下唇红部的厚度。一般分为四级，即薄（厚度小于8mm）、中等（厚度为8～9mm）、厚（厚度为10～11mm）、厚凸（厚度大于12mm）。中国成年人上唇厚度平均为5～8mm，下唇厚度为10～13mm，男性比女性厚2～3mm，美貌人群的下唇比上唇厚约1.5倍。唇的厚度具有明显的人种差异，黑种人厚而凸出，北美印第安人薄而阔。而且唇的厚度有增龄性变化，即40岁以后红唇厚度明显变薄。

5. 口裂宽度　指上、下唇轻度闭合时两侧口角间的距离。分三型，即窄型（宽度为30～35mm）、中等型（宽度为36～45mm）、宽型（宽度为46～55mm）。美貌人群的眼内眦和口裂宽度间距之比为2：3，符合黄金分割律，大约相当于两眼平视时两瞳孔中央线之间的距离。

6. 口唇分型　一般分为四型，即上翘型（由上唇、下唇两端汇合而形成的口角上翘，可产生微笑感）、下挂型（嘴角下垂，口角呈两端向下的弧形，可产生沮丧愁苦感）、瘪上唇型（因上前牙区牙槽嵴吸收较多或发育不足而造成的上唇瘪、下唇凸出的形态）、尖凸型（唇峰较高，嘴唇薄而尖凸）。

目前公认的美丽唇型比例参数是：上唇红中线高7～8mm，下唇红中线高10mm，上唇缘唇峰点比唇珠点高3～5mm，下唇缘最下点较唇珠点低1～2mm。左右口角连线与咬合平面及瞳孔平面平行。

四、微笑的美学基础

微笑美学是对颌面部动态美学评价。微笑是面部情绪中最常见也最能吸引人的表情之一，指人们不明显不发声的笑，可以表示兴趣、愉悦、温情、赞同、抑制的欢笑或其他各种情绪，代表着善意与和谐，是人类共同的语言。构成微笑的主要形式包括眉、眼、唇、齿及牙龈的形态位置关系。不同时代、不同文化对微笑的审美标准也不相同，如古代要求女性笑不露齿。今天，口腔医学的发展已经从对功能的满足提高到对美的需求，而口腔审美更多会关注微笑状态时上下牙显露的范围，所以牙齿与口唇的关系就显得更加重要。

（一）常用微笑美学评价的解剖学标志及指标

1. 上唇曲线　是指微笑时上唇下缘的弧形。通常上唇曲线向下凸或者平直时的微笑比上唇曲线向上的微笑更美。

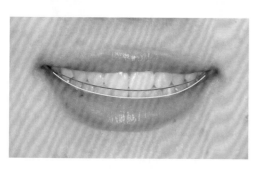

图2-31　微笑曲线

2. 下唇曲线　是指微笑时下唇上缘的弧形。

3. 微笑曲线　也称微笑线或笑线，为由上颌切牙切缘和后牙颊尖连成的微弯向下的曲线，是常用的美学评价指标。理想的微笑线与微笑时下唇曲线一致，最好与下唇上缘完全贴合，显露的牙齿数目以上颌6～8颗牙为宜，微笑时下唇能遮住下颌牙齿，这是国际公认的最美笑线标准。要注意的是，微笑暴露量是动态变化的，随着年龄增长而逐渐减小。如果微笑曲线比较平坦，则比较显老。当然，生活中能达到这个审美标准的微笑显然不多，所以在临床实践中要正确分析和运用微笑曲线（图2-31）。

4. 前咬合平面　指从左侧尖牙牙尖到右侧尖牙牙尖连线的平面。上前牙萌出量的差异或下颌骨骼的不对称造成的前咬合平面的偏斜会影响微笑的美观。

5. 牙冠的显露量　指微笑时上唇下缘至上前牙切端的垂直距离。自然状态下，上唇下点与上切牙切缘的正常距离为1～5mm，女性偏大，此距离随年龄增大而减小。有研究发现，微笑时全部上前牙显露而无牙龈暴露时最迷人。微笑时牙齿暴露量依赖于多种因素，如唇的长短、表情肌收缩、软组织水平、骨骼特点、牙齿形态或牙齿磨耗等。上前牙显露过少会显得苍老，适度的露龈微笑较上颌前牙显露不足更美观、更年轻。

6. 牙龈的显露量　指微笑时所暴露的上颌牙龈超过牙龈顶点的垂直距离。通常微笑时不显露上颌牙龈，或者上颌牙龈显露在2mm以内。显露少量上颌牙龈可以让人显得更加年轻，尤其是女性。牙龈显露超过2mm的微笑，称为露龈笑。

7. 口角颊间隙　指微笑时上后牙颊面与颊部内侧面之间的间隙，通常测量上颌尖牙牙冠唇侧最远中的点到口角之间的距离，也称负性间隙或黑色间隙（图2-32）。口角颊间隙是微笑美学评价中的重要指标之一。一般微笑时口角颊间隙两侧对称，间隙小的较美观，口角颊间隙越大，美观效果越差。口角颊间隙缺失的患者微笑时常呈义齿面容，适当的颊间隙使微笑与个性相协调，可以增加牙列的真实性。

8. 唇间隙 自然状态时上唇最下点与下唇最上点间距，正常为1～5mm，女性偏大。

临床上比较理想的唇齿关系是：息止颌位状态下，上切牙切缘在上唇下显露1～2mm；微笑时，上切牙显露牙冠

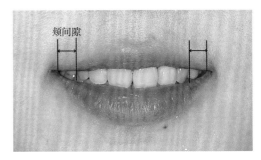

图2-32 颊间隙

2/3，下切牙牙冠显露1/2，上前牙切缘的弧度应与下唇内曲线相吻合，而磨牙不应显露；上下牙咬合状态下，覆盖应该小于3mm，覆𬌗小于1/3，成人上下切牙夹角为125°±7.9°。临床实践上，微笑时上切牙显露的审美范围是牙冠3/4至牙龈上2mm，这个范围值可以认为是审美的个性化区间。

在进行与美学效果评价有关的口腔治疗前，医师一定要和患者进行充分的美学交流，医师有责任引导患者对治疗后的美学效果有正确的预期，并统一美学思想以利于共同制定合理的美学目标。

（二）微笑分类方式

以牙齿及牙龈的暴露量为依据对微笑形式进行分类，可分为：高位微笑、中位微笑与低位微笑。

1. 高位微笑 微笑时上切牙显露量为100%及部分牙龈显露，称为露龈笑（图2-33）。

2. 中位微笑 微笑时上切牙显露量为75%～100%（图2-34）。

3. 低位微笑 微笑时上切牙显露量少于75%（图2-35）。

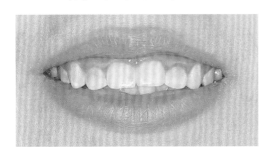

图2-33 高位微笑

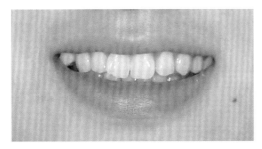

图2-34 中位微笑

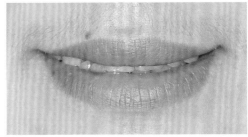

图2-35 低位微笑

高位微笑的人显得更年轻，中位微笑较为美观。随着年龄的增长，面部肌肉松弛，微笑时牙齿及牙龈暴露量减少，呈现低位微笑。王晓洁等调查表明，中国成人63.69%为中位微笑，26.19%为低位微笑，10.12%为高位微笑。微笑类型还具有显著的性别差异，男性多为低位微笑，女性则是高位微笑，女性高位微笑者为男性的2倍。

第3节 口腔色彩学基础

一、色彩学基础

（一）光源与光色谱

大自然中五彩缤纷、色彩斑斓。白天，各种色彩在阳光的照耀下争奇斗艳，并随着照射光的改变而变化无穷。而当夜幕降临，人们不但看不见物体的颜色，甚至连物体的外形也分辨不清。同样，在暗室里人们也感觉不到任何色彩。这些事实告诉我们，没有光就没有色，光是人们感知色彩的必要条件，色来源于光。所以说，光是色的源泉，色是光的表现。

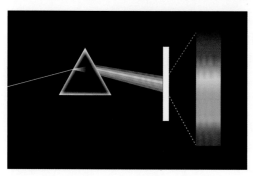

图 2-36　光的分解

1. 光的认知　1666年，通过英国科学家牛顿的三棱镜透光实验，人们开始了对光的认识。实验中他让太阳光通过一个小缝照入暗室中形成一束光带，并让这束光带透射过三棱镜投照到一个白色的屏幕上，日光在屏幕上呈现出一条由红、橙、黄、绿、青、蓝、紫七色构成的彩色光带，而这七种色光通过三棱镜后不能再次被分解，揭示了日光可分解为红、橙、黄、绿、青、蓝、紫七种色光，这种现象称为光的分解（图2-36）。他还分别用三个棱镜放置在光线不同的路径上，原来分散的各种光，经过第二个棱镜后又还原成白色，再经过第三个棱镜，又分解成各种颜色。由此来说明，棱镜可以使白色的光分解成不同的颜色，又可以使不同成分的光合成白光。通过这些实验，牛顿推论色彩来源于光，他将光谱定为七个基本颜色：红、橙、黄、绿、青、蓝、紫。物理学家托马斯·杨在牛顿实验的基础上，证实仅需要红、绿和蓝三种色彩混合就能产生白色光，红、绿、蓝被定为光原色，也称作加色光。

2. 可见光和光谱　光是属于一定波长范围的电磁辐射，其中能被肉眼感知的可见光，是由波长范围为380～780nm的电磁波构成。波长最短的380～499nm的光是从紫色到蓝色的光；中等波长500～599nm的光呈现绿色到黄色；波长最长的600～780nm的光是肉眼看到的橙色和红色（图2-37）。当光线照射到一个物体时，由于物体吸收某种色彩，部分色彩将从光线中减去，眼睛所看到的是物体反射的色彩，而不是吸收的色彩（图2-38）。

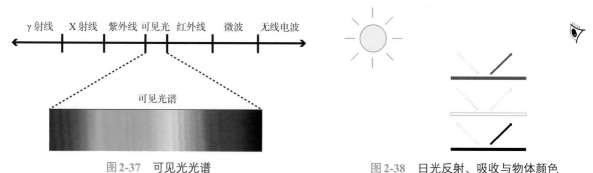

图 2-37　可见光光谱　　　　　图 2-38　日光反射、吸收与物体颜色

3. 光源　指本身会发光的物体，像太阳、电灯、烛火等。光源的种类繁多，形状千差万别，但大体上可分为自然光源和人造光源。自然光源受自然气候条件的限制，光色瞬息万变，不易稳定。最大的自然光源是太阳光，通常情况下，我们感觉不出偏向某种色彩，但事实上当太阳光受到某些因素影响时，会发生色彩的改变。例如，在晴天时，阳光的感觉偏蓝；在夕阳西下时，又明显地偏橙黄色。月球虽然明亮，但其本身并不发光，它的光线是来自太阳的照射。人造光源多模仿太阳光源且光色稳

定，如各种电光源和热辐射光源等。

（二）色彩的分类

按色彩可分为无彩色和有彩色两大类。无彩色是黑色、白色及两者按不同比例混合所得到的深浅不同的灰色；有彩色是指可见光谱中的红、橙、黄、绿、青、蓝、紫七种基本色及它们之间的混合色。无彩色系与有彩色系既相互区别而又协调统一。人类用眼睛来接受信息，分辨色彩，眼睛接受的信息就是光线，光线来自光源的直接光、物体的反射光和透明物体的透射光。由这三种光使眼睛所感觉的色彩形成了"光源色"、"物体色"及"透过色"。光线如果通过透明的物体，光源色受到透明物色泽的影响而改变，这种改变后的色彩，即是"透过色"。透过色的色彩感觉和光源色、物体色不同，常有特殊及神秘的效果。光线照到不透明物体时，物体会吸收部分的光线，而将其他的光线反射出来，反射出来的光线所产生的色彩，即是"物体色"。物体色是我们日常生活中最常见的色彩。通常从物体反射而来的光线，不只使我们感觉到物体色，而且连同物体的质感、重量感也包含在这个信息传达的过程中。

（三）色彩三要素

色相、纯度、明度是描述有彩色特征的三个基本要素。

1. 色相（hue）　又称色别，是色彩的"名字"，简写为H，是有彩色的最大特征，如红、橙、黄、绿、青、蓝、紫就是一般常用的色相。色相是对色彩种类的界定，其位置由射入人眼光线的光谱成分决定，也取决于各种光的波长综合后的波长相对量。

2. 纯度（chroma）　又称色彩饱和度、色度、彩度，简称为C，是指有彩色的纯净程度。色彩纯度与物体的表面结构有关，主要决定于物体对有彩色的反射率，反映颜色中所含有色彩成分的比例，纯色比例高为纯度高，而纯色含量少则纯度低。可见光谱的各种单色光是最纯的颜色，黑白灰属于无彩色，没有纯度的问题，只有明度的变化。当一种颜色掺入黑、白或其他彩色时，纯度就会降低。在色彩非常鲜艳时，我们通常可以很容易感觉出高彩度；但大多数情况下不容易做出正确的判断，因为在分辨纯度时易受到明度变化的干扰。

3. 明度（value lightness）　反映的是色彩的明暗、深浅程度，简写为V，明度主要决定于物体对光的反射率的高低。明度高则色彩明亮，明度低则色彩晦暗。在无彩色系中，白色明度最高，黑色明度最低，在黑白之间存在一系列灰色，靠近白的部分称为明灰色，靠近黑的部分称为暗灰色。任何一个有彩色，当它掺入白色时，明度提高；当它掺入黑色时，明度降低，同时其纯度也相应降低。在纯度相同的不同色相之间有明度差别，黄色明度最高，蓝色明度最低，红绿色居中；同一有彩色由于反射光量的强弱不同产生不同的明度。色彩的明度变化往往会影响到纯度，同一颜色加入黑色明度降低，加入白色明度提高，但纯度都会降低。

有彩色的色相、纯度和明度的三要素密不可分，在分析物体色彩时必须综合考虑。

（四）色彩的混合

1. 三原色理论　三原色是指这三种色中的任何一色都不能由另外两种原色混合产生，而这三种色按一定的比例混合，可以产生其他所有的色，色彩学上称这三个独立的色为三原色或三基色。

（1）原色　色彩中不能再分解的基本色称为原色。原色能合成出其他色，而其他色不能还原出本来的原色。

色光三原色为红、绿、蓝，可以合成出所有色彩，同时相加得白色光。颜料三原色为品红、黄、青（图2-39）。

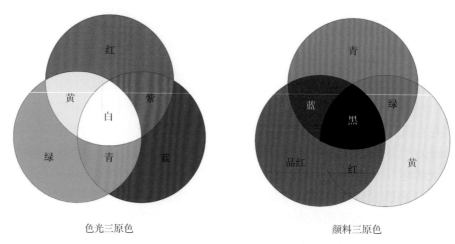

色光三原色　　　　　　　　　　　　颜料三原色

图2-39　色光三原色与颜料三原色及其混合

（2）间色　由两个原色混合得间色，也称第二次色。

色光三间色为品红、黄、青；颜料三间色即橙、绿、紫。

色光三间色恰好是颜料的三原色，其关键区别在于黄色，色光的黄色由红、绿二原色相加而得，而颜料的黄色是原色之一。这种交错关系构成了色光、颜料与色彩视觉的复杂联系，也构成了色彩原理与规律的丰富内容。

（3）复色　颜料的两个间色或一种原色和其对应的间色（红与绿、黄与紫、蓝与橙）混合而成复色。复色中必然包含了所有的原色成分，只是各原色间的比例不等。

2. 色光加色混合　是一种原色光源产生一个光谱的色光感觉，两种或两种以上的原色光源同时照射入眼睛，经过色光叠加后会产生另一种色光效果，这种色光混合产生综合色觉的现象称为色光加色混合。例如，一个白色物体（反射所有的色光），没有光源照射是看不到它的，但用红色的光照射它呈红色，用绿光照射它呈绿色，用强度相等的红绿光同时照则呈黄色，用强度一样的三原色光照射则呈白色。由此可以得到：R+G=Y（yellow黄），G+B=C（cyan青），R+B=M（magenta品红），R+B+G=W（white白），各原色光按照不同比例混合则可以产生出所有的色光。混合后形成的色光的总亮度等于组成混合色光的各色光亮度的总和，这是加色混合的亮度相加律，所以加色混合又称加光混合。色光的加色混合理论可以应用到颜色的测量和匹配、彩色电视、剧场照明上。

3. 颜料的减色混合　表面色为某一原色的物体吸收一个光谱区色光，反射两个光谱区色光。投照光条件不变，两种或多种色料混合形成的新色料，其吸收色光的能力增强，反射能力降低，因而新色料的明度降低，纯度也降低，称为减光混合，又称减色混合。

4. 物体色变化规律　物体色由光源色、环境色及物体的物理属性决定。

（1）光源对物体色的影响　无光则无色，物体色随着光源色的变化改变，变化规律遵循色彩的加色混合原则。同一物体在不同光源照射下呈现的颜色差别，称为色差。光源的显色性是指光源对物体颜色的还原能力，光源的显色性与光源的色温、光照强度及组成光源的色光有关。评判某种光源显色性，通常以同色温的参考光源或标准光源（白炽灯）照明下物体外观的色差来评判，色差越大，该光源对该色的显色性越差。对于口腔美学比色工作的光源，应选择接近晴天中午的室外光的色温为宜。

（2）环境色对物体色的影响　被观察物体因周围环境反射光的作用产生色彩变化，这些周围环境所呈现的综合色彩称为环境色。物体色受特定环境色彩的影响，其呈现的色彩又反过来影响到其他物体色。环境色对物体色的影响通常在物体背光面较为明显。

（3）物体属性对物体色的影响　物体色与物质本身的材质有关，不透明的物体表面的粗糙程度会影响到物体对光源的反射，光在粗糙物体表面会发生漫反射。平行光束照射到光滑平整的物体表面时，

只能在射入光对侧的某个角度看到物体的色彩。透明物体的透过色
与物体表面粗糙程度、透明度、厚度及密度等有关。密度均匀的透
明体从侧面看不到透过色，光的散射使不均匀的透明体在不同角度
会有不同色彩。

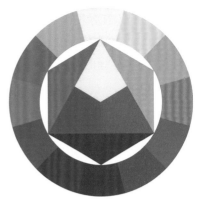

图2-40 伊登十二色彩环

（五）色环和色立体

1. 色环　各种颜色按照一定的色彩视觉规律排列成环形，其能
够较直观地描述色彩构成的规律，这种表述构成规律的色彩环形图
称为色环，各种表色体系都有各自的色环。但最常用的是"伊登
十二色彩环"，其设计特色是以三原色作为基础色相，通过颜色的
减色混合法调配出其他颜色，这一色相环中每一个色相的位置都是独立而明确的，按彩虹及光谱的
顺序排列，十二个颜色间隔一致，并以6个补色对，分别位于直径对立的两端，发展出十二色相环
（图2-40）。在调色和配色时，色环是最重要、最根本的依据。

2. 色立体　色环可以表达多种色彩关系，反映一定的色彩规律，但不能充分反映色彩三要素（色
相、明度、彩度）之间的关系。色环是一种平面的、二元的色彩结构，如果考虑到明度高低的变化，将色
彩相同而明度不同的色环叠加起来，会形成一个立体的色彩空心圆柱。再加上彩度的变化，圆柱外围彩度
最高，渐近圆心彩度渐低，就会形成一个明度由上而下变化，彩度由外而内变化的色彩立体圆柱结构，这
便是色立体构成的基本原理。为了更全面、科学、直观地表述色彩构成规律，用三维坐标轴与颜色的三个
要素对应起来，将各种颜色按照一定的次序排列并容纳在这一个空间内，使每一个颜色都有一个对应的空
间位置，反过来在空间中的任何一点都代表一个特定的颜色，我们把这个空间称为色彩空间，简称"色立
体"。色彩空间体系将色彩的三要素进行量化，便于人们进行交流、运用色彩，规范色彩的使用，这种将
感觉色彩进行量化的理论体系称为色彩体系。色彩体系对于研究色彩的标准化、科学化、系统化及实际
应用均有着举足轻重的作用，牙科的数字化比色系统即是色彩体系的实际应用范例。在各种色彩体系
中使用最具代表性的是芒塞尔色彩体系和奥斯特瓦尔德色彩体系。而牙科最常用的是国际照明委员会
（CIE）1976L*a*b*标准色相系统。下面对以上三个系统进行简单介绍。

（1）芒塞尔色彩体系　是用一个三维类似球体颜色立体空间模型表示颜色，以色彩的三要素为基
础，中心轴是无彩色系的黑、白、灰色序列。色相环是以红（R）、黄（Y）、绿（G）、蓝（B）、紫（P）
心理五原色为基础，再加上它们的中间色相：橙（YR）、黄绿（GY）、蓝绿（DG）、蓝紫（PB）、红紫
（RP）成为10色相，顺时针排列。把物体各种表面色的三种基本属性色相、明度、纯度全部表示出来。
以颜色的视觉特性来制定颜色分类和标定系统，按照目视色彩感觉将色彩分成许多等级，把各种表面
色的特征表示出来（图2-41）。国际上已广泛采用芒塞尔色彩体系作为分类和标定表面色的方法。

（2）奥斯特瓦尔德色彩体系　将黄、蓝、红、绿分别
放在圆周的四个等分点上，成为两组补色对，在两色中间依
次增加橙、蓝绿、紫、黄绿四色相，再将每一色相分为三色
相，成为24色相的色相环。并把24色相的同色相三角形按
色环的顺序排列成为一个形态规则上下左右对称的陀螺形，
就是奥斯特瓦尔德色彩体系（图2-42）。

（3）国际照明委员会（CIE）1976L*a*b*色彩体系　是
牙科最常用的标准色相系统。在该表色系统中，颜色空间
由三个互相垂直的轴（L*、a*、b*）表示，这三个轴分别
代表近似黑色-白色、红色-绿色和黄色-蓝色的视觉感觉
（图2-43）。L*表示视感明度，明度大者接近白色，小者则接

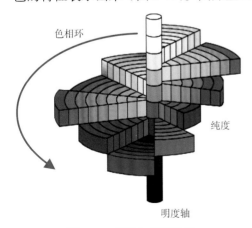

色相环

纯度

明度轴

图2-41 芒塞尔色彩体系

近黑色。a*（红绿轴）、b*（黄蓝轴）表示明暗量以外的尺度，原点为无彩色，它的周围分列各个色相。色差的方向由元素△L*、△a*和△b*的量和代数符号表示：+△L*为明亮的；-△L*为较暗的；+△a*为较红的（少绿的）；-△a*为较绿的（少红的）；+△b*为较黄的（少蓝的）；-△b*为较蓝的（少黄的）。

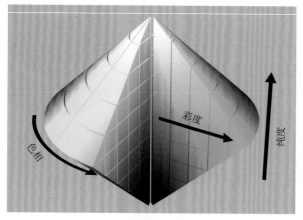

图2-42　奥斯特瓦尔德色彩体系

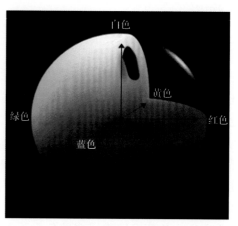

图2-43　CIE 1976 L*a*b* 色彩体系的结构

二、色彩的生理与心理特点

（一）色彩的生理特点

视觉是辨别外界物体明暗和颜色特征的感觉。视觉过程是人类审美的一种最主要形式。对于人们来说，色彩是光的一种视觉特征，是人眼分辨各种不同波长的光的一种反应。

1. 感觉色彩的过程　光线由光源产生后，直接或由物体反射进入眼睛。眼睛将光的刺激信息传入大脑的视觉中枢，产生对光和色彩的知觉和反应。人们对光线明暗的反应比对色彩的反应更灵敏。适中而明亮的光照是有彩视觉的形成条件，过强或过弱都会影响有彩视觉。所谓的"感觉色彩"，即是感受及辨别进入眼睛光线的色彩差异的情形。

2. 视觉现象　信息通过眼睛传递给大脑，大脑再根据以往的经验，将这些信号附上自己理解的含义，我们看到的只是自己建设的现实。

（1）距离适应　能够识别一定距离范围内物体的形状与色彩，与物体距离远近无关。

（2）暗适应和明适应　人从亮处进入暗室时，眼睛的感色细胞因忽然失去足够的光线而无法感色，眼睛会暂时看不见东西，经过3～5分钟，视觉敏感度才逐渐增大，恢复了在暗处的视力，这称为暗适应。相反，从暗处初来到亮光处时，最初感到一片耀眼的光亮，不能看清物体，只有稍待片刻才能恢复视觉，这称为明适应。

（3）色彩适应　指根据射入眼睛的光的光谱分布，眼睛对于色彩的敏感度发生变化。自然光的色彩温度的变化范围较大，但除黎明和傍晚的较短时间以外，肉眼通常感觉不到这种变化。从色彩温度较高的昼间自然光的照明光下向色彩温度较低的室内的白炽灯的照明光下移动时，短时间内会感觉到整体呈黄色或略带泛红色，这种带有色彩的感觉不久就会淡薄，重新感觉到白色。在色彩温度相反的情形下，短时间内会感觉到泛蓝色，不久即感觉到白色，这种现象是由色彩适应导致的。例如，戴有色眼镜，人眼所看到的一切会染上镜片的颜色，但是戴用一段时间后外界的物体似乎恢复原有的颜色，这时摘下墨镜，物体的颜色又发生改变，眼睛很不适应，需要一定时间才会恢复正常，这种人眼在颜色的刺激作用下引起颜色视觉发生变化的现象称为色彩适应。色彩适应的作用就在于消除照明光的光谱分布的偏移，使之接近于光谱分布恰好相同的光进行照明的状态。人的色彩适应的时间一般为5～7秒。

（4）色觉的缺陷　常见的色觉缺陷有色盲及色弱。先天性不能分辨自然光谱中的各种颜色或某种颜色称为色盲；对自然光谱中的各种颜色或某种颜色辨别能力差称色弱。色盲与色弱以先天性因素为多见。男性患者远多于女性患者。

（二）色彩的心理特点

人们观察颜色时，常常与具体事物联系在一起。色彩的心理特点是由生理反应引起思维反应后才形成的，主要是通过联想或想象。人们的思维则随着经历的增多而逐渐丰富或转变。另外，联想或想象还受到各种客观条件的制约。因此，色彩心理特点的研究相对于生理特点复杂得多。

1. 色彩恒常性　当光源有明显色彩偏差或是光线微弱时，人们还是可以辨认物体原来的色彩。在昏暗的光线下，肉眼分辨出物体的颜色与实际物体的颜色存在着差异，例如，在黄色的灯光下，虽然白纸已经受光线影响而成为黄色，但人们仍觉得是白纸，这说明我们在感觉色彩时，不仅是靠视觉器官，更受到记忆和经验的心理影响，这种现象在人类感觉色彩时非常重要，称为色彩的心理恒常性。

2. 色彩的后视现象　光刺激作用于视觉器官时，细胞的兴奋并不随着刺激的终止而消失，而是能保留一段短暂的时间，这种视觉持续的现象称为色彩的后视现象，也称为视觉残像或视觉暂留。当我们凝视一样东西5秒之后把眼睛闭起来，会留下刚才看到的东西的影像，这种在刺激停止后所保留下来的感觉印象称为后像，后像存留的时间非常短暂，大多维持不到1秒。

后像分为两种：一种正后像，是与原来刺激性质相同的感觉印象。一种负后像，则是与原来刺激相反的感觉印象，如光亮部分变为黑暗部分，黑暗部分变为光亮部分。正负后像的发生是由于神经兴奋所留下的痕迹的作用。

我们看的电视、电影就是正后像的实际应用。胶片每秒以24张的速度放映，视觉的残留使我们产生错觉，误认为画面是连续的。如果看到的是一个有颜色的光刺激，则负后像是原来注视的颜色的补色。例如，对一个红色的四方形注视一定时间以后，再把目光移到一张灰白纸上，那么在这张灰白纸上可以看到一个蓝绿色的四方形。这是负后像，因为它保持着与原来效应刺激物（红色四方形）互为补色的色觉（蓝绿色四方形）。

3. 色彩的易见度　色彩学上把色彩容易看清楚的程度，称为色彩易见度，又称色彩的可视度。色彩的易见度与光的明暗度、色彩面积大小及物体色与背景色的对比密切相关。光线太弱，易见度差；光线太强，由于眩光现象，易见度也差。色彩面积大易见度大，色彩面积小则易见度小。当光照强弱和物体大小一定时，物体能否被辨别清楚，则取决于物体色与背景色在明度、色相、纯度上的对比关系，其中尤以明度作用影响最大。明度、色相、纯度对比强，色彩易见度高：明度、色相、纯度对比弱，色彩易见度低。

4. 色彩的错觉（又称错视）

（1）色彩的大小错视（膨胀、收缩感）　暖色感觉大（膨胀），冷色感觉小（收缩）；明度大的物体感觉大（膨胀），明度低的物体感觉小（收缩）（图2-44）。

（2）色彩的冷暖错视　对于无彩色系来说，白是冷色，黑是暖色，灰是中性色，所以暖色加白变冷；冷色加黑变暖。而有彩色系的饱和度越高，温暖感觉越强；饱和度越低，寒冷感越强；色彩明度越高寒冷感越强。

图2-44　色彩的大小错视

（3）色彩的轻重错视　高明度感觉轻，低明度感觉重；其中白色最轻，黑色最重；凡是加白色提高明度的色彩变轻，凡是加黑色降低明度的色彩变重（图2-45）。这源于生活中棉花色白轻、铸铁色黑重的经验。

（4）色彩的进退　明度高、暖色感觉近，明度低、冷色感觉远（图2-46）。

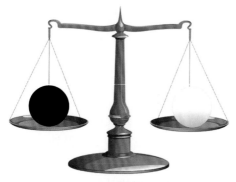

图 2-45　色彩的轻重错视

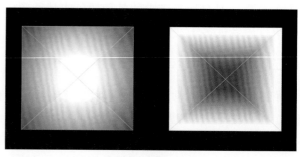

图 2-46　色彩的进退

（5）色彩的时间感　人的时间感常被周围的颜色扰乱；蓝色使人感觉时间飞快，红色使人感觉时间漫长。

5. 色彩的情感性　暖色系使人兴奋，冷色系使人沉静；色彩明度高使人兴奋，明度低使人沉静；彩度高令人产生兴奋感，彩度低令人产生沉静感；对比度强的色彩组合令人兴奋，对比度弱的色彩组合令人沉静。明度高、鲜艳的颜色和对比度强的色彩组合具有活泼感，灰暗混浊的颜色和对比度弱的色彩组合具有忧郁感。

6. 色彩象征　不同的色彩对不同国度及民族而言有特定的含义，如蓝色代表生命、绿色代表青春、白色代表纯洁等。红色是革命旗帜的颜色，是所有社会主义国家旗帜的基本颜色；绿色是伊斯兰教中神圣的颜色，是所有信仰伊斯兰教国家旗帜中基本色彩。文化沉淀赋予色彩不同的象征。黄色，在伊斯兰教视之为死亡之色彩；而佛教徒却以黄色作僧衣，如黄色的类似色金色意为超俗（佛家称为金身）；而基督教则把黄色认为是叛徒犹大的衣服颜色，代表卑劣可耻。

三、牙体色彩美学基础

天然牙的位置、形态、大小及与临近组织的关系蕴含着美的特征，色彩则赋予天然牙以生命和活力。

（一）天然牙的组织结构与色彩

牙体由三种硬组织及一种软组织构成：牙釉质覆盖于牙冠表层，呈透明或半透明状，其结构、厚薄、表面形态的变化和增龄性改变是影响牙齿颜色的重要因素。釉质是人体中最硬的钙化组织，主要由羟磷灰石晶体构成，质地不均匀，会对透过的光线产生散射。钙化程度越高，釉质透明越好。牙齿切端和牙尖处是釉质相对厚的位置，也可呈现蓝白色或乳白色的色彩。反之釉质发育差，钙化程度低，透明度也相对变差。例如，牙釉质钙化不全，釉质不透明，与周围正常釉质形成鲜明的对照，呈斑点样、条索状的珍珠白色。牙骨质覆盖于牙根表层，色泽较黄，一般情况下它对牙体色彩无明显影响。牙本质是牙齿主体部分，位于牙釉质与牙骨质的内层，呈淡黄色，决定了天然牙颜色主基调。口内所见到的牙齿颜色往往是透过釉质见到的牙本质颜色，因其具有通透性，所以牙本质也会呈现一定的牙髓颜色。牙髓是充满在髓腔中的疏松结缔组织，内含血管、神经和淋巴。

观察角度不同，牙齿的色彩表现不尽相同，这是因为光源照射天然牙时，部分光线会被吸收，另一部分光线将会通过反射的形式传递到眼睛，经大脑皮质信息处理后，人们才会感知天然牙的形态和色彩。天然牙不同位置都有不同的反射光。

（二）牙体色彩的特征

1. 牙体的表面色　就像水面对入射光发生反射及折射，牙体表面因为唾液的覆盖也是如此。由于釉质层厚度不均匀、并非平滑面，投射的光线同样发生镜面反射、漫反射及折射，所以牙体的表面色并非是牙体的主体色。

2. 牙体的透过色　牙齿色彩不能仅用色相、明度和纯度评价，还需考虑牙齿的透明度，这是天然牙重要的光学特性。当光线透过唾液、釉质发生吸收、散射及折射后，经牙本质反射光线又透射过釉质、唾液所呈现的色彩才是我们看到的牙体色彩，所以说牙体由釉质的通透性及牙本质颜色决定主色调。牙体的透过色使牙体从视觉上更加立体、晶莹剔透。釉质透明度决定它对光线的散射率，所以牙体的色彩跟釉质层的厚度密切相关。通过测量光波穿透透明层后，到达不透明层并折射回来的光的总量百分比，确定牙齿的透明度主要集中在牙齿的切端部。从切端到颈部，釉质层逐渐变薄，牙本质颜色的透过色逐渐明显，而牙颈部色彩会受到牙龈色彩的影响，所以天然牙从切端到颈部表现为明度及纯度下降。

（三）荧光效应

天然牙具有荧光效应。荧光是一种发光形式，物质受到较短波长的光或其他较高能量的电磁波的照射后，经过一段可忽略时间（百万分之一秒）的延迟后缓慢释放出波长较长的光，这种现象称为荧光效应。天然牙的荧光现象在20世纪30年代初次发现，天然牙因含羟基磷灰石复合物和有机物基质，可以发出蓝白色荧光。荧光效应在天然牙和人工牙之间存在差别，无论如何复制其形态、纹理和着色，都无法展现天然牙生动性。但经过不断的深入研究，目前牙科制造商已经通过将稀有金属铈、铕、铯、锆、钒和铋等以氧化物形式掺杂于烤瓷粉中，使烤瓷冠释放出荧光，用来复制天然牙的荧光效应。

（四）天然牙的色彩差异与变化

天然牙的色彩存在着上下颌、部位、左右、性别、年龄、湿润度等差异和变化。

1. 上下颌牙的差异　上下颌相对应的同名牙等色率约占40%，一般下颌牙的颜色比上颌牙的颜色纯度稍小，明度略高。上前牙明度排序中切牙最大，其次是侧切牙，再次是尖牙；尖牙纯度最大，侧切牙与中切牙纯度相近；中切牙的色相比侧切牙和尖牙更偏黄。

2. 部位差异　天然牙各部位的组织结构不同，光线进入后经过牙釉质、牙本质吸收和反射，造成天然牙各部位色彩的差异。颈1/3釉质相对薄的部位所呈现出的牙本质及牙髓的纯度最大，因牙龈影响色相偏红黄色；中1/3明度最大，色相黄，纯度居中，是临床上常用来决定人工牙主色调的参照区域；切1/3纯度最低，色相最浅，明度较大，其色彩变化易受环境影响。因此，在比色过程中，应以牙冠中1/3作为代表，但不可忽视切1/3和颈1/3的颜色。

3. 左右差异　正常情况下，左右同名牙是没有色差的。因此，在修复牙体缺损、缺失时，修复体色彩的选择，应优先考虑对侧同名牙的色彩，尤其在前牙修复时。

4. 性别差异　天然牙的色彩和透明度的差异还体现在性别上。成年女性较常见变化规律：中切牙、侧切牙和尖牙的透明度依次降低、颜色依次加重。成年男性：中切牙、侧切牙无明显差异，而尖牙的透明度降低，颜色加深。在性别上，女性的前牙明度大于男性而纯度稍低，而男性的前牙较女性更倾向于红色。

5. 增龄差异

（1）颜色变化　多数牙齿随着年龄增长其透明度逐渐降低，色相和纯度加深，明度下降，呈现黄色或黄棕色。这些牙齿颜色增龄性变化的主要原因是牙本质通透性的改变。

（2）形态变化　长期磨损、磨耗使牙齿高度、牙尖斜面及窝沟点隙发生改变，邻面由接触点变成接触面，接触区位移等。

6. 湿润度的影响　天然牙表面干燥时，对光反射及折射现象会大幅减弱。有研究发现牙齿干燥15分钟后，明度显著增加，纯度下降。所以，比色工作应在牙体预备前进行。

7. 牙体色彩的病理性改变

（1）牙髓坏死　死髓牙明度、半透明性及荧光效应减弱，纯度变大，色相偏红黄。

（2）釉质发育异常　当釉质表面结构、厚度、透明度及色彩发生异常时，牙冠颜色发生改变。例如，氟牙症患者牙冠表面常呈蜂窝状、釉质厚薄不均、色素沉着、釉质不透明，故牙冠颜色明显不均，常呈白垩色或黄褐色，纯度下降、明度减低。

（3）牙本质发育异常　会导致牙本质的色彩改变，牙本质吸收与反射的色光与健康牙不同，故牙体颜色有异于健康牙。例如，四环素牙的明度降低，多呈淡灰色、黄褐色，色调更黄偏红，纯度大（图2-47）。

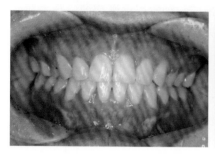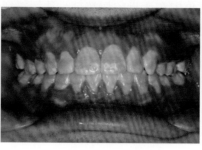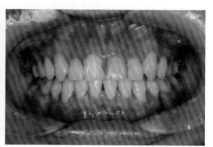

图2-47　天然牙的色彩差异与变化

（五）影响牙体色彩变化的因素

牙体色彩除了受到生理及病理变化的影响外，其外在因素也会对牙体真实色彩产生影响，包括光源色、环境色、背景色，及比色者的生理、心理变化等。

1. 光源的影响　光源改变，牙体颜色随之变化。因此，选择理想的比色光源是十分重要的。太阳光的光谱最均匀，其色温、光照强度及显色性最佳的时间是天气晴至少云，上午10点至下午2点之间。这时光照下物体所呈现的颜色是最真实、最自然的。但标准日光常常可遇而不可求，所以临床上常选用与标准日光相近的标准人工光源（如标准光源D65）作为比色光源，以减少牙齿固有色的失真度（图2-48）。

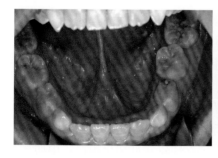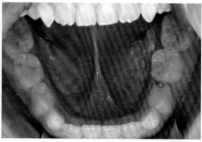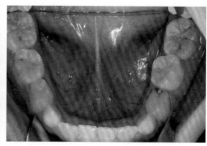

图2-48　光源对牙体色彩的影响

2. 环境色的影响　诊室墙壁的颜色、患者衣服的颜色、甚至患者面部妆容都会影响比色的效果。为排除和减小其他物体对光的反射影响到比色环境，美国材料与试验协会（ASTM）以及国际社会色彩委员会（ISCC）推荐用中性色——灰色，芒塞尔N7～N9作为理想的背景色，暗白色和暗绿色也被认为是很好的选择。

3. 视野对牙体色彩的影响　黄斑是视觉最敏锐、色觉最精确的部位，视野范围为3°～10°，这也是比色者的辨色能力最佳距离范围。相当于牙体距离眼睛50～60cm（与人的臂长相当）、牙体处在眼睛的中央视野（3°～10°）内时。

4. 观察者的辨色能力　人对物体颜色的感受依赖于正常的视觉生理功能和视觉心理，医师比色的观察角度影响比色效果。经过专业培训的医师选色比患者更准确，但是修复体的颜色最好由医师与患者共同协商确定，因为患者满意才是治疗的最终目标。

5. 视觉疲劳的影响 比色者应为色彩感觉正常的人，医师比色应在牙体预备前进行，这样可以减少视觉疲劳引起的颜色误差。如果牙体预备后比色，则应在比色前让眼睛稍作休息后再比色。比色时间控制在5秒以内，以免视锥细胞疲劳引起色差。比色观察时间越长，准确性越差，可通过凝视蓝色卡片或灰色的治疗巾，提高观色者的色觉敏感度。

（六）颜色信息的转达

修复体是由医师和技师通过相互配合、相互协调和准确交流而共同完成的。医师从临床上所获得的信息、经验和设计思维，甚至患者的一些想法，如何能准确和规范地传递给技师减少信息丢失，技师又如何来反馈技术信息，保证医技之间的相互合作、相互交流，共同完成修复体已成为一门新的课题。目前常用的牙体描述记录传递的方法有以下几种：

1. 比色板比色法 用牙科比色板上的色标与患者的余留健康牙进行比较，选取色彩与患者健康牙最接近的色标来记录描述修复体色彩，用色标的名称将牙体色彩信息传递给技师，是最早采用的牙体色彩表述方法。

牙科比色板根据其发展过程可以分为两类：传统比色板及三维比色板。

（1）传统比色板 是将人群中出现频率较高的天然牙的颜色制作成色标，按照色标的色调（色相）分为几组，每个色调组再根据纯度的大小又分为几个色标（色片）。传统比色板比色时通常要先确定色调组，然后在色调组的色标中确定纯度。

（2）三维比色板 三维比色板的共同特点是全面地考虑了色彩三要素。将色标按照色相、明度及纯度进行分类，而且色标之间的明度、色相、纯度差是均等的，所以各色标在色彩空间上呈规律的分布，只是不同厂家的比色板在确定色彩三要素的顺序时有所不同，故色标的分组顺序也有差别。

例如，3D-Master比色板与其他比色板系统对比，其具有以下优点：①牙齿颜色覆盖区大，精确度高；②对明度、纯度以及色相进行了等距离划分，每一种颜色的色卡三参数都为等距离逐次安置，使中间颜色的复制更准确、易定量化；③使医技之间传达信息更可靠准确；④出现最频繁的牙齿颜色位于色板中部，出现概率低的牙色置于色板周围，方便进行比色。其特点是依据明度可分为5级（1～5）；依据纯度可分为3级（1～3），中间也可有1.5、2.5存在；依据色相可分为3级，分别为L（偏黄）、M（中间色相）、R（偏红）。

用比色板进行牙体比色时的注意事项：

（1）应选用标准日光或与标准日光相近的标准人工光源（常用光源D65）作为比色光源；观测线与牙面垂直时，光照应与牙面约呈45°角。

（2）患者的衣着不应太艳丽、不涂唇膏，房间墙面及陈设以灰色及蓝色为佳，色彩尽量单一，摆设不要太杂乱；医师的衣着要求也相同。

（3）选用黑色、灰色或蓝色作为比色背景。

（4）比色板及牙体大约距眼睛一臂的距离。

（5）比色者应学习色彩知识、参加比色训练，提高自身的辨色技能，不断地总结辨色经验。

（6）最好在牙体预备前比色，尽量在短时间内完成比色，比色时偶尔注视一下中性色（灰色）或牙齿颜色的补色（如蓝色）可以提高观色者的色觉敏感度，避免视觉疲劳导致的颜色误差。

（7）将牙体唇面进行分区比色、分区描述，以牙体中部色彩作为牙体的主色调。

（8）将所能观察到的牙体的半透明性一并描述，尤其是切端及发育沟形态，最好用铅笔绘出。

2. 数码照片表述法 数码技术的使用，使图片的色彩处理及传递更为方便，医师可以将患者的牙体色彩信息通过照片直接传递给技师，明显提高牙体色彩信息描述的准确度。但由于拍摄的条件差异（如光源、曝光参数、白平衡、镜头、相机、拍摄角度等不同）会导致照片记录的色彩出现偏差，所以拍照时最好采用标准灰度背景或放置一张标准灰度色标,方便后期进行色彩校正。

3. 仪器测色法　采用测色仪器直接测试天然牙的色度值。其原理是使用光纤或多个传感器将牙齿的反射光线作相应的数据处理,经仪器内部的数据比较,在图像显示器中显示牙齿的三刺激值、分光辐射亮度、光亮度、相关色温、色相坐标、偏色判定图、分光反射率及分光透射率等相关数据。常用的仪器有分光光度测色仪、三刺激值测色仪、齿科用颜色分析仪、光纤饱和度扫描测色仪、摄影扫描计算分析、数码摄影计算机分析等。比色仪测色的可重复性好,但目前的比色仪设计复杂、价格昂贵,而且测色精确度受比色仪的设计、测色方式的影响,尚不能完全代替比色板比色,最好是与比色板比色联合使用。

4. 九区牙齿颜色转达法　天然牙的颜色即使在同一牙面中也存在部位的差异性,因此选色时最好根据牙色的分布特点将牙色分区进行记录。九区牙齿颜色转达法是将牙齿唇面划分为九个区,外加邻面区、舌面区和𬌗面区,共计12区。由于牙齿的颜色记录重点在唇面九个区,故称为九区牙齿颜色转达法。记录时应特别注意龈1/3、切1/3及邻间隙颜色的变化。

5. 牙齿表面纹理颜色特征的记录　每个人牙齿的表面纹理不尽相同,发育沟、生长线、釉质裂纹线、钙化不全斑点、条纹;后牙窝、沟、点隙着色及不规则颜色分布等;有时不易察觉,要通过细致的观察、规范的表达和文字说明,同时辅助彩色铅笔勾画来表现特征性的形与色。

四、牙龈色彩美学基础

临床口腔修复过程中,医生时常遇到缺牙区牙槽嵴吸收严重或基牙牙龈退缩明显的病例,直接进行人工牙或桥体的修复会造成牙冠过长严重影响美观,这时候就需要进行模拟牙龈组织修复,这也是我们深入研究了解牙龈色彩的意义。

牙龈的色彩是光线照射到牙龈表面后发生吸收、漫反射所呈现的,在不同肤色的人种之间从皮肤颜色到牙龈和黏膜颜色都存在差异。有研究显示,人类健康牙龈的色彩也不是一成不变的,颜色范围从浅粉红至深紫色。有研究发现,游离龈、附着龈和牙龈乳头因黏膜上皮角化程度及血管分布不同而颜色有一定差异。其中,附着龈角化程度高血管相对较少,多呈粉红色,肤色黑或黑种人的附着龈常有色素沉着;牙槽骨黏膜内血管丰富,上皮角化程度相对较低,颜色相对附着龈更深;牙龈乳头颜色介于两者之间。牙龈出现炎症时,局部血管扩张充血,颜色红于正常牙龈。

（一）牙龈色彩的变化

1. 不同部位的牙龈色彩变化

（1）色相值的变化　按照牙龈乳头、附着龈和游离龈的顺序依次增加。

（2）明度值的变化　上颌的明度值按附着龈、游离龈和牙龈乳头的顺序依次增大,下颌增加的顺序为牙龈乳头、附着龈和游离龈。

（3）纯度值的变化　按照牙龈乳头、附着龈和游离龈的顺序增大。

2. 非同名牙齿的牙龈色彩变化　中切牙的牙龈色相值较尖牙小,侧切牙的牙龈色相值介于两者之间。牙龈明度值的变化则按照中切牙、尖牙顺序依次减弱。牙龈彩度值以上颌尖牙和下颌侧切牙为最高,其他牙齿的彩度值则要低一些。

3. 年龄与牙龈色彩变化　以中年人的牙龈色相值为基准,青年人的色相值较大,老年人的色相值较小。明度值以青年人为高,彩度值则以老年人为高。引起牙龈色彩增龄性变化的因素有:年龄、牙齿组织结构、毛细血管的状态、血液的性质、血流量、上皮的角化、黏膜的厚度、色素的沉着等。

（二）牙齿与牙龈颜色的相互影响

（1）牙龈的颜色明暗会直接影响比色及修复后的协调感。

（2）修复体不良边缘的刺激可引起牙龈炎，使牙龈的外形、色彩美观度降低。

（3）冠修复体颈缘的美学处理注意要点为颈缘位置的确定、良好的颈缘外形、良好的边缘密合性、良好的修复材料。

综上所述，进行义齿修复时所选择的义齿颜色应和患者皮肤、黏膜的颜色及牙龈色相协调。除此之外，还要考虑患者的年龄、性别、职业等因素。

自测题

1.小三停是指（　　）

A. 鼻底至口裂点

B. 口裂点至颏上点（颏唇沟正中点）

C. 颏上点至颏下点

D. 鼻底与颏下点之间的部分

E. 前额发际点至颏下点

2.协调的面宽比例中，两眼内眦间的距离应占面部宽度的（　　）

A. 1/4　　　　B. 1/5　　　　C. 2/5

D. 1/6　　　　E. 0.618

3.下面哪一项不符合理想唇型标准（　　）

A. 嘴唇轮廓线清晰

B. 唇珠较明显

C. 下唇略厚于上唇

D. 嘴角微翘

E. 口裂小

4.下面哪一项不属于牙周组织（　　）

A. 游离龈　　　　　B. 附着龈

C. 牙龈乳头　　　　D. 牙槽骨

E. 牙齿

5.健康牙龈的标准应除外（　　）

A. 色调应是粉红色　　B. 黏膜表面无点彩

C. 龈沟浅，无渗出液　D. 牙龈有硬度

E. 龈缘呈刀边状，牙龈乳头发育良好

6.天然牙的色彩，随着年龄的增长发生的变化不包括（　　）

A. 色相逐渐加深

B. 纯度逐渐加深

C. 牙齿透明度逐渐提高

D. 明度逐渐下降

E. 颜色由白色向黄色、偏红色逐渐过渡

7.以下色彩中重量感觉最重的是（　　）

A. 蓝色　　　B. 红色　　　C. 黄色

D. 紫色　　　E. 黑色

8.牙齿中彩度最大的部位是（　　）

A. 切端　　　B. 牙中部　　　C. 牙颈部

D. 唇面　　　E. 舌面

9.在色彩中加哪一种颜色可以增加明度（　　）

A. 亮红色　　　B. 橙色　　　C. 白色

D. 明黄色　　　E. 黑色

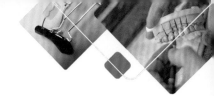

第3章
口腔摄影

　　口腔摄影是口腔临床医疗的重要辅助方法，口腔摄影不仅要求真实地还原口腔及颌面软硬组织的解剖形态，颜色特征等，还要反映出诊疗过程的变化及治疗前后对比。21世纪以来，随着数码影像技术日新月异的发展，口腔摄影已越来越得到普及。目前，口腔摄影已经成为口腔临床特别是口腔美学修复及口腔正畸不可或缺的重要工具。

第1节　口腔摄影概述

一、口腔摄影与普通摄影的异同

（一）口腔摄影的目的

　　口腔摄影多属于静态摄影，其用途相对狭窄。在临床医疗中，口腔摄影可以清晰地记录患者面部软组织结构情况，捕捉到更多的医疗信息。口腔摄影的主要目的在于：①保存患者的影像资料，以辅助口腔医师进行诊断，进而制定诊疗计划以及更好地判断预后；②图像更加直观，便于医患交流；③作为专业资料，有利于与同行和医技之间的交流；④留存诊疗资料，作为医疗证据；⑤提供教学资源。

（二）口腔摄影的要求

　　口腔摄影在口腔临床医疗中应用广泛，其拍摄手法和参数设置与普通摄影间的区别关键在于：口腔摄影必须真实地记录和还原患者的口腔状况。口腔摄影应尽可能避免艺术的夸张，不能美颜修饰。

（三）放大倍率的区别

　　普通摄影对放大倍率没有要求，一般摄影者常常因构图需要而调整放大倍率。而口腔摄影属于专业医学摄影的范畴，对拍摄主体大小有严格的要求，需要根据拍摄部位的不同选择不同的放大倍率。规定了图片的放大倍率，以便提供准确的尺寸参考也能够更加准确地记录病例资料。例如，在口腔整体拍摄中，如拍摄牙列或咬合情况时，需要1∶2的放大倍率；在口腔局部拍摄中，如拍摄局部牙冠、牙龈时，需要1∶1或1∶1.2的放大倍率；在颌面部拍摄中，如拍摄正侧位口外照片时，需要使用1∶8或1∶10的放大倍率。

（四）对焦方式的区别

　　目前普通摄影多采用自动对焦模式，除了方便以外，又可以防止主体对焦不准确。但是在口腔摄影中，由于需要控制拍摄比例参数，口腔规范摄影多用手动对焦，避免尺寸上的失真，这就要求拍摄者在摄影时，通过身体的移动调整对焦点来进行拍摄。

（五）拍摄环境的要求

标准面像通常指拍摄的面部正、侧面像。也有根据需要而拍摄的45°侧斜面像、微笑像等。正面像可用于观察患者面部的对称性，侧面像可用于观察患者的侧貌形态，微笑像可用于观察患者的笑线以及面部肌肉的收缩情况等。正畸治疗的目的之一是改善不均衡的容貌，其改善的程度可通过治疗前后的标准面像予以观察、确认。为求照片的统一规格，其摄影条件及方法理应固定不变。因此，拍摄需要合适的设备，包括柔光箱和背景布等（见图3-1）。

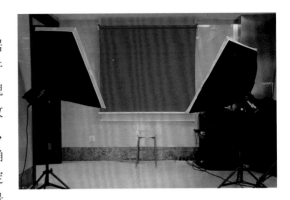

图3-1 面部拍摄环境

口腔内摄影的拍摄主体为牙齿以及咬合关系。口腔内摄影环境具有特殊性，比如拍摄视野窄，舌头的阻碍，以及口腔内唾液、温度、湿度、牙齿表面的清洁度等对图像清晰度的影响，都是拍摄时需要注意的因素。另外，在拍摄前，需要用吸唾器吸干多余的唾液，充分保持口腔环境的清洁。在使用反光镜时可以通过三用喷枪向表面喷气或者提高反光镜表面温度以免产生水雾；使用均一颜色背景，排除其余颜色的干扰，使拍摄影像更加真实可靠。

（六）拍摄体位的要求

口腔摄影在拍摄体位上相对简单却严格，为了拍摄患者特定角度的信息，患者需要摆出固定体位，摄影者和辅助者也需要根据拍摄目的的不同，调节自身体位。

拍摄正面像时，患者端坐在拍摄用凳子上，两眼平视前方、取自然头位，双唇自然放松。相机竖立，镜头与患者眼睛的连线和地面平行，焦点位于鼻根下沿，见图3-2。取景范围：相片上沿适当留白，下沿在锁骨附近，左右沿与两耳的距离对称。

拍摄侧面像时，请患者身体侧转90°，仍取同样坐姿及自然头位，见图3-3。镜头焦点位于鼻尖，取景时注意鼻尖一侧留有一定的空白。

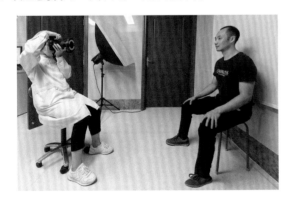

图3-2 拍摄正面像体位

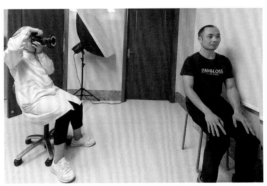

图3-3 拍摄侧面像体位

清洁口腔后，请患者在治疗椅上取半仰卧位，以口角拉钩拉开口唇，尽可能使牙齿充分暴露，牙齿咬于正中𬌗位上。保持镜头的长轴与𬌗平面一致。拍摄正位𬌗像时，焦点位于上中切牙区（图3-4）；拍摄侧位𬌗像时，焦点位于双尖牙区，移动相机调整焦距，影像清晰时按动快门。

拍摄上颌牙弓𬌗面像时，治疗椅背几乎与地面平行。选择合适的拉钩和反光镜，拉钩向上、向后牵拉上唇，反光镜竖立至最后一颗磨牙的远中，拍摄者站在患者的头部后方，见图3-5。

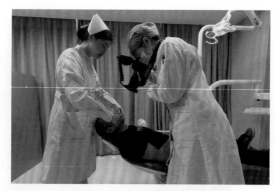

图3-4 拍摄正位𬌗像体位

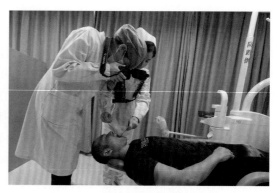

图3-5 拍摄上颌牙弓𬌗面像体位

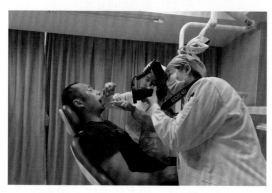

图3-6 拍摄下颌牙弓𬌗面像体位

拍摄下颌牙弓𬌗面像时，治疗椅背与地面成45°角。拉钩向下、向前牵拉下唇，嘱患者尽量张嘴，舌后缩而翻卷至反光镜的背面，反光镜竖立至最后一颗磨牙的远中、且与鼻梁平行、与牙弓𬌗面成45°角，镜面反射出完整的牙弓𬌗面。拍摄者面对患者，相机与镜面成45°角，取景范围应包括完整、端正的全牙弓𬌗面影像，应注意用气枪吹去镜面的雾气或在将反光镜放入口内之前用电吹风预热，以保证影像的清晰，见图3-6。

二、口腔摄影在美容口腔治疗中的运用

1. 保留特征 美容口腔治疗中至关重要的步骤是有效地保留患者尽可能多的面部及口腔特征。利用口腔摄影保留下来的信息进行分析、预告，以保证医患间、医技间的无障碍交流，达到修复后面部与口腔的协调一致，并满足患者美学需求。

2. 辅助修复 目前，常规修复过程是医师接收患者后，与患者进行简单交流讨论后就进行牙齿预备、取模，然后将模型送至技工室，让技师根据模型的条件制作修复体，最后医师将修复体放入患者口内。这种简单的修复过程使得患者对修复后的结果没有直观的概念，医师在修复过程中也没有一个参考的指标。而口腔摄影所得到的照片可以在辅助软件上进行设计制作，向患者展示一个可预知、可调整的设计方案，使患者对修复后的结果有一定的认识，并在与医师讨论交流的过程中明确表达自己希望的效果，使医患间的交流更加方便。

3. 传递信息 患者的需求应在医、技、患三方间达到统一才能够制作出患者满意的修复体。而常规修复过程中技师无法参考患者的详细面部，同时患者的审美与医师和技师满意的修复体外形和颜色不一定一致。在医技之间的交流过程中，口腔摄影能够直观地反映出患者的要求、医师的设计以及患者自身的情况，使美学信息的传递更加直观、准确，让医技配合更加默契，达到提高修复效果的目的。

第2节 口腔摄影技术

口腔摄影属于微距摄影，专业的微距摄影器材包括机身、微距镜头、闪光灯等部分。

由于拍摄目标和环境的特殊性，口腔摄影的器材选择也与一般的微距摄影不完全相同，要拍摄合

格的口腔照片，尤其是口内照片，对摄影器材和辅助工具有一定的要求，需要数码单镜头反光相机机身、微距镜头、微距闪光灯以及相关的摄影辅助工具。此外，口腔摄影还需要开口器、反光镜以及背景板等专业辅助物品。

一、口腔摄影器材

（一）机身和镜头

口腔摄影需真实还原患者口内与口外的情况，包括颜色和形态等特质，并且需要导入相关设计软件进行设计分析。因此，尽管普通摄影相机种类较多，但是口腔摄影选择相机的范围较为狭窄。

1. 机身的选择　家庭用不可换镜头的小型数码相机和智能手机不适合拍摄口腔照片，即时即用的图片影像需要数码相机才能够达到要求，数码单反相机具有足够大的感光件，全面的操控性能，较快的响应速度和图像处理速度，同时可更换微距镜头，是口腔摄影必需的基本器材。口腔摄影要求光影和景深到达正常亮度以及清晰、无变形、色差小等条件。普通的数码卡片机，因为难以控制景深以及色彩还原程度不够，无法满足口腔医学治疗和美学需求。因此，口腔摄影相机倾向于专业的单镜头反光相机（单反相机）。

单反相机的优势在口腔摄影中非常突出，首先单反相机能够选择丰富的相机配件，如镜头、闪光灯，保证较高的图像质量。其次它可以提供手动编程模式，让拍摄者根据自己的需求选择光圈、快门速度以及焦距，利用不同的拍摄模式达到良好的构图、景深、曝光和色彩，满足口腔摄影的需要。

口腔医师在选择相机时，以合适为原则。相比镜头来说，单反机身的更新换代较镜头快，所以考虑经济情况的医师不要浪费过多的钱在机身上，也不一定要购买昂贵的全画幅的机身。非全画幅的机身若使用得当同样也能达到不错的效果，同时重量也较轻，便于拍摄。

2. 镜头的选择　由于口腔摄影距离较近，对像质和形变控制要求很高，所以必须使用专业的微距镜头。微距镜头是为学术用途以及特殊摄影专门设计的，具有像场平直、畸变小、图像有足够的反差、分辨率较高等特点。口腔摄影专用镜头一般选择105mm或100mm微距定焦镜头，既可拍摄面像，也可拍摄殆像，成像清晰且变形小。由于使用的相机有手动（MF）和自动（AF）之分，选择镜头时应有所区别，并注意与相机的接口相匹配，见图3-7。

（二）闪光灯

生活摄影中常用的闪光灯一般为相机自带的闪光灯或外接的普通闪光灯，由于口腔摄影距离比较近，如果使用常规的闪光灯，镜头和唇颊等部位会遮挡住部分光线，再加上位于相机顶部的闪光灯的光线照射不均匀，所以难以获得理想的影像。而微距闪光灯套在镜头的前端，可以从多个方向向前方打光，能够有效消除拍摄目标的阴影，将目标的全貌展现出来，十分适合应用于口腔摄影。其灯头与控制电路是分开的，可以方便地控制闪光，照明也较均匀，闪光指数比较小，适于近距离的拍摄，可以营造无影的拍摄效果。

常见的微距闪光灯有两类，一类是环形闪光灯（图3-8），另一类是双头闪光灯。一般而言，两者都可以满足口腔摄影的基本要求，环形闪光灯的适用范围更广一些，且价格相对便宜。

（三）辅助器械

摄影当中常见的辅助器材，如口角拉钩、反光镜、背景板等，都为口腔摄影师提供了良好的拍摄条件。

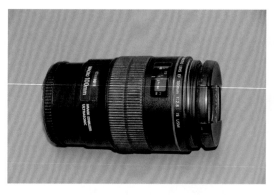

图3-7 AF 100mmf/2.8D 的微焦镜头

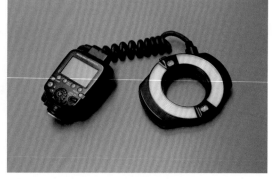

图3-8 环形闪光灯

口角拉钩主要功能是牵开唇颊组织，暴露口内的软硬组织，同时使更多的光线进入口腔内部。口角拉钩形状多样，如月牙形、半月牙形、小口角、双头口角、圆形口角等（图3-9），摄影师应根据不同的用途以及患者口腔的大小选择合适的拉钩。

口腔摄影用的反光镜与一般镜子不同，它的反光层在玻璃表层（也有金属的反光镜），可以避免二次反射造成的重影。反光镜用于反射口内难以直视部位的影像，也可以牵拉口腔的软组织。反光镜也分为多种，分别用于拍摄上下颌牙弓𬌗面、颊侧咬合和后牙舌腭侧等口腔不同部位的影像。反光镜也有不同的形态和尺寸，不同形状的反光镜对应不同的摄影部位，一般分为咬合面反光镜、颊侧反光镜和舌腭反光镜（图3-10），使用时要根据不同的用途以及患者口腔大小进行选择。

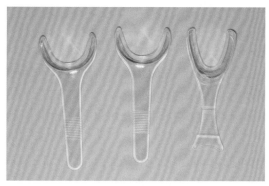

图3-9 口角拉钩

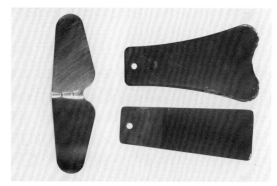

图3-10 反光镜

背景板通常用于前牙的拍摄，可以遮挡不必要的口腔组织，避免图像背景混乱，同时可以提高图像的反差，便于突出拍摄牙主体，观察牙齿细微的结构，消除其他反光，更有利于体现前牙切端的透明感。背景板一般是金属材质，有大小尺寸的区别。按照拍摄部位的不同分为两类：一类是前牙背景板，拍摄时一般放置在上下前牙的舌腭侧；另一类是咬合面背景板，放置于上下前牙唇侧，用于辅助拍摄牙列咬合面的影像。

二、口腔摄影拍摄内容与基本要求

（一）口外照

拍摄前，请患者在背景板前端坐，嘱其整理好头发，使其面部轮廓显现。抬头挺胸，两眼平视前方，两唇自然闭合，嘴唇和颊肌放松。

1. 自然放松照（全面部）

（1）取景构图 患者面部位于画面的正中，鼻梁与画面左右两侧距离相等，两眼外眦到相应的耳廓距离相等，两眼连线与画面底边平行，头顶距画面上缘留有适当的距离，画面下缘位于患者的锁骨处，见图3-11。侧位像调焦至耳屏前（图3-12）；侧位45°像调焦至颧突（图3-13）。

（2）相机参数设置 快门1/125，光圈1/7.1，感光度200。

2. 微笑照（全面部） 拍摄微笑照时，嘱患者自然微笑，坐姿要求、取景构图要求和调焦要求同前（图3-14～图3-16）。

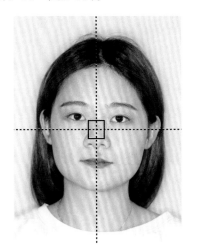

图3-11 自然放松像（正面）

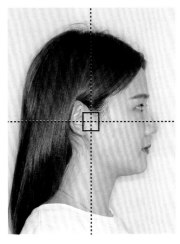

图3-12 自然放松90°像

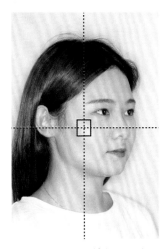

图3-13 自然放松45°像

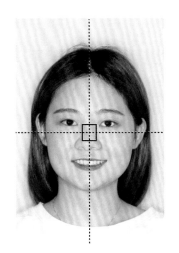

图3-14 自然微笑像（正面）

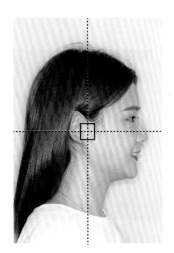

图3-15 自然微笑90°像

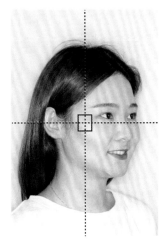

图3-16 自然微笑45°像

（二）口内照

1. 正𬌗像 患者躺在牙椅上，将两个正位拉钩放入患者口内，同时拉紧，充分暴露牙列咬合状态下的正面情况。此时，嘱患者牙齿咬合在牙尖交错𬌗上。

（1）取景构图 拍摄时，相机镜头的长轴与𬌗平面保持平行，患者上中切牙的切端与左右上第一磨牙所形成的假想平面与画面上、下缘平行且距离相等。焦点调至中切牙（图3-17）。

（2）相机参数设置 快门1/125，光圈1/32，感光度200。

2. 侧𬌗像 患者躺在牙椅上，一侧用正位拉钩，一侧用侧位拉钩，头向正位拉钩处偏斜，充分暴露拍摄区域。拍摄前牙区侧面观时，重点显示前牙的覆𬌗、覆盖关系。

（1）取景构图 拍摄时镜头的长轴与咬合平面平

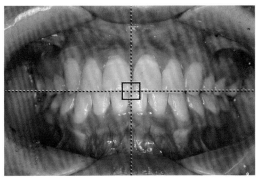

图3-17 正𬌗像

行，咬合面位于影像的正中，左右侧验的画面除了清楚地反映出尖牙、第一磨牙的咬合关系外，患者上中切牙的切端与左右上第一磨牙所形成的假想平面与画面上、下缘平行且距离相等。聚焦于尖牙（图3-18，图3-19）。

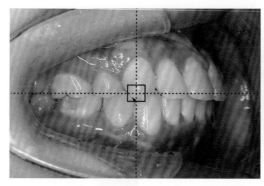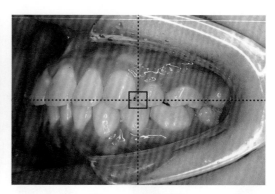

图3-18　右牙列像　　　　　　　　　　　图3-19　左牙列像

（2）相机参数设置　快门1/125，光圈1/32，感光度200。

3.上、下牙列像　患者躺在牙椅上，嘱其尽量用鼻子进行呼吸，防治口呼吸导致反光镜哈气模糊，如反光镜有气雾，可用三用喷枪吹干，反光镜放在牙列中央，尽量放在最后一个磨牙后，反光镜左右、上下要包括整个牙列，画面的视觉效果相当于相机垂直拍摄（图3-20，图3-21）。

相机参数设置：快门1/125，光圈1/32，感光度200。

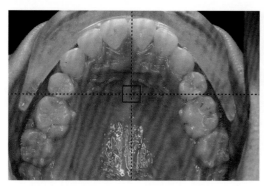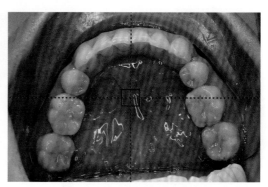

图3-20　上颌牙列像　　　　　　　　　　图3-21　下颌牙列像

（三）拍摄注意事项

①拍摄前需与患者沟通，让患者了解拍摄目的及拍摄方法，以及需要患者配合的地方，必要时借助图片或视频说明。②拍摄前患者应漱口或刷牙，去除口内异物，以便清晰显示口腔内软硬组织、治疗的各种装置及治疗效果。③拍摄时要控制好曝光量，使画面有统一的光亮度。面像、验像、验面像的曝光量都不一样，需要随时调整。一般快门速度不变，面像光圈值较大，验面像次之，验像较小。也要根据现场光线来确定正确曝光量。④连续为多位患者拍摄时，应在拍摄面像前先拍其挂号单等有患者信息的资料，以便于资料的正确保存。⑤拍摄时应关掉冷光手术灯，以免治疗灯的光线影响拍摄效果。⑥每位患者照相使用后的拉钩、反光镜均应及时消毒。需及时更换磨损严重的拉钩、反光镜，以免影响拍摄质量。⑦机身配备的锂电池和环形闪光灯用的充电电池应及时充电，使其处于备用状态。⑧拍摄器材应由专人保管，定时清洁、检修，以免拍摄时出现故障，使用后放于保险柜等安全的地方，以免损坏或丢失。⑨患者的资料应及时上传至系统，并进行备份保存。

第3节 数字图像处理

一、数字影像管理

口腔摄影每次拍摄都会得到大量照片，由于不同病例的照片在摄影时会混在一起，并且同一个病例的照片多由不同阶段组成，因此，为了保存完好的病历资料，这些照片必须及时整理归档。而及时地整理归档也能发现当日拍摄是否完全，是否有图片需要补拍等以保证病例资料的完整性。

通常每个患者需单独建立一个文件夹，按就诊时间和就诊流程分类建立子文件夹，每次拍摄完毕后，及时将有效的照片归档至每个子文件夹中，这样方便今后使用和调阅这些图像，提高工作效率。

当图片整理归档完成后就需要对其进行规范化的储存，以方便今后的调阅、查看和使用。通常小范围的图像共享可使用口腔科图像管理软件搭建共享平台。其原理就是利用一台接入网络的设备作为文件服务器，从而实现该局域网络内的电脑、手机等设备在取得许可授权的情况下访问文件服务器中的指定数据，实现小范围内的云储存数据共享。目前市面上已有很多技术成熟，操作简便的软件，设置好相关参数，如访问权限、访问方式、共享文件夹名称等，即可实现图像的局域网内共享。这样，终端设备只要联入该局域网络，并且具备相应的权限，就能方便地查看云端图像。

二、图像后期处理

（一）后期处理的目的

口腔摄影最重要的原则就是真实还原患者情况，因此应尽量避免图片的后期处理，但是拍摄的照片通常由于体位、摄影环境等限制，图像不一定能够完全符合要求。因此，在保证图像能够真实反映患者口内情况的前提下，对图像进行适当后期处理，对于病例的分析、留存和展示是非常有必要的。

常规摄影的后期处理软件极为丰富，摄影者可以根据自己的喜好选择常用的处理软件修改图片。口腔摄影作为具有医疗专业性质的摄影，也需要一定的后期处理，如拍摄时水平线或者中线的倾斜可通过轻微旋转、剪切改变，或对比色板做一些色调、饱和度等的修正，切忌过多改变图片，以免丧失真实性。

（二）后期处理的注意事项

普通摄影的后期处理的容忍范围较大，但口内摄影后期处理危险性较大，需要注意避免色相、纯度等的过度修正而导致的偏色，以及剪切图片导致的放大倍率改变等。

（三）后期处理的原则

1. 以裁切为主的"保守原则" 口腔摄影的图像处理较之一般的图像后期处理更为保守，因为任何的后期调整都有可能带来图片的失真，在学术交流中使用就是学术造假。若图片不能反映患者口腔的真实情况，在日常工作中使用也会变得没有意义。因此，应养成良好的拍摄习惯，尽可能避免多余的图像后期调整。裁剪、旋转的调整可根据需要进行；曝光、清晰度应尽可能减少调整；在闪光灯工作正常、相机参数设置正确的前提下，白平衡、色相、纯度等与色彩相关的参数则不应进行调整。

口腔摄影不能依赖于后期处理，摄影者应努力打磨提高自身摄影技术，尽量减少后期处理，有效还原真实影像内容，这样既可保证影像资料的科学性和客观性，同时又可减少自己的工作量。

2. 保存和使用患者图像中容貌的"隐私保密原则" 隐私权作为一种基本人格权利，是指公民享有的私人生活安宁与私人信息依法受到保护，不被他人非法侵扰、知悉、搜集、利用和公开的一种人格权，而且权利主体对他人在何种程度上可以介入自己的私生活，对自己是否向他人公开隐私以及公开的范围和程度等具有决定权。

作为口腔执业医师，在保存和使用患者图像时，有义务遵循"隐私保密原则"，对需要展示的患者容貌图片进行一定的处理，以保护患者隐私。最简便的方法就是在制作PPT时为患者的眼部增加黑条，遮盖患者双眼。

若完全是口腔内的局部影像，该问题相对简单，仅需在拍摄过程中征得患者的同意。但若涉及口外的影像，尤其是一些反映患者术前、术后情况的面部正侧位像、微笑像，则不可避免地涉及患者的肖像权问题。对于这个问题，医师必须事先耐心地和患者进行沟通、解释。建议医师与患者签订1份"肖像权使用授权书"，即患者以书面的形式授权医师在学术工作中使用该患者与医学治疗相关的肖像。这是一项非常重要的工作，也是对医师、医院及其他学术机构的保护。

第4节　口腔三维摄影技术

一、口腔三维摄影在口腔医学美学中的应用

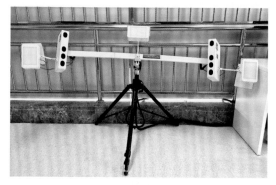

图3-22　三维面部影像捕获系统

口腔的颌面部是人体表面形态结构中最为复杂的部位之一。在正畸治疗中，通过有控制的牙齿移动及骨骼改建以建立相对理想的牙、颌、面关系，因此需要对治疗中面部的三维深度信息进行精确地收集与测量。对比起传统的二维影像，三维面部模型能更加精确地捕捉细微的面部表情、姿势以及人体肤色等，为三维的精准测量及分析提供基础。

三维面部成像系统包含有影像捕获系统（图3-22）及影像分析系统两部分。其中，影像捕获系统主要有多组摄像镜头及闪光灯组成，是以双目视觉的原理，在多个不同的位置、角度及方向上放置摄像镜头，在同一时间内扫描捕获同一物体的多幅数字图像，通过数学算法计算物体的三维深度信息，重建物体的三维影像。重建以后的三维影像可以在软件内实现影像分析，操作者可通过在三维空间上进行任意的旋转与移动，并可在不同角度、方向下对影像进行测量、分析以及比较。

二、口腔三维摄影的拍摄方法

拍摄时，要求患者就坐于影像捕获系统的前方，整理面容，暴露额部及双侧耳部，身体处于自然放松状态，双眼平视正前方的摄像镜头（图3-23），保持牙列于最大牙尖交错位，且上、下唇轻轻闭合状态，并由操作者调整患者的体位及高度，使之全面部位于摄影视野范围之内（图3-24）。此时，叮嘱患者切勿随意眨眼，并保持面部表情放松，即刻按下摄影按钮，多个摄像镜头便同步扫描捕获患者的面部影像，并即刻重建为三维影像。

在面部影像三维捕获后，系统通过数学算法实时运算，即刻重建患者的三维面部，并可通过系统功能，允许医师对面部三维影像从多个角度进行观察，并可以进行线性测量、角度测量、区域容积计算、面部对称性分析，以及对不同时期拍摄的三维面部影像进行重叠、对比以及分析面部软组织的变化（图3-25）。

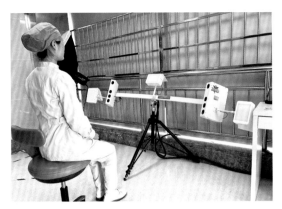
图3-23 患者采取自然头位，平视前方

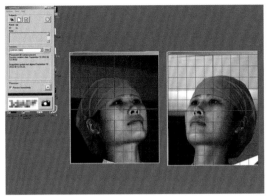
图3-24 调整体位，使患者面部位于拍摄视野中

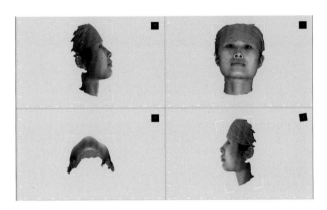
图3-25 可从多个角度观察影像，并进行测量、对比、分析

医者仁心

医贵乎精，学贵乎博，识贵乎卓，心贵乎虚，业贵乎专，言贵乎显，法贵乎活，方贵乎纯，治贵乎巧，效贵乎捷。知乎此，则医之能事毕矣。

——《医门补要·自序》清代赵濂

在拍摄过程中，由于数码相机比较重，如果助手不是很熟练，或者患者不能理解如何摆出正确拍摄体位的时候，摄影师往往会非常疲惫，但不能因此而马虎对待，只有精确的拍摄每一帧图片，才能在后期设计过程中准确制定最优治疗方案。认真对待每一位患者，精益求精是每一位医务工作者应具备的态度。

自 测 题

一、单项选择题

1. 拍摄侧（牙合）像，应聚焦在（　　）

A. 鼻根　　　　B. 中切牙　　　　C. 尖牙

D. 耳屏　　　　E. 反光板

2. 口内摄影选择多少mm中焦微距镜头最合适是（　　）

A. 75～105mm　　　　B. 80～105mm

C. 85～105mm　　　　D. 100或105mm

E. 15～200mm

3. 拍摄牙列或咬合情况时，需要的放大倍率是（　　）

A. 1∶1　　　B. 1∶2　　　C. 1∶4

D. 1∶6　　　E. 1∶8

4. 拍摄正侧位口外照片时，需要使用（　　）的放大倍率。

A. 1∶1　　　B. 1∶2　　　C. 1∶4

D. 1∶6　　　E. 1∶8

5. 拍摄侧面像时，应聚焦在（　　）

A. 鼻根　　　B. 鼻尖　　　C. 脸颊

D. 耳屏　　　E. 反光板

6. 专业的口腔微距摄影器材不包括（　　）

A. 机身　　　B. 镜头　　　C. 开口器

D. 反光板　　E. 口角拉钩

7. 口腔摄影后期处理的原则不包括（　　）

A. 裁切为主

B. 注意保护患者隐私

C. 保密原则

D. 可按需要美化

E. 可进行旋转

8. 在面部影像三维捕获后，系统通过数学算法实时运算，即刻重建患者的三维面部，并可通过系统功能，进行下列分析，不包括（　　）

A. 线性测量

B. 角度测量

C. 面部对称性分析

D. 分析面部软组织的变化

E. 面部三维重建

（李　琼）

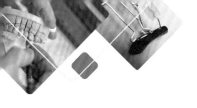

口腔美学修复是口腔医学美学在临床上的重要运用。美学修复是一种以保障功能为前提，以美学理论为指导，以直接、间接修复为手段，在前牙区域内通过改变牙齿及（或）其软组织的形态，达到使前牙美观效果最大化的修复方式。

第 1 节　口腔美学修复概述

一、美学修复的基本概念

（一）美学修复宗旨

口腔修复最初是为了解决由牙体、牙列缺失、缺损所带来的功能性的问题。但是，近年来，随着口腔材料学、口腔修复工艺学、口腔设备学、美学等学科的发展，为美学修复的实现提供了材料、技术方面的保障；同时，人们生活水平的稳步提高使得患者已不满足于纯粹功能上的恢复，而更多的将重心转为对美观性的追求。因此，美学修复就是在保障功能恢复的基础之上，使美观效果最大化。一个修复体即使制作得再精美，如果在口腔内无法行使正常的口腔功能，也是不合格修复体。同时，修复体设计时应考虑与牙列、牙槽骨及面部相协调，使之成为口腔颌面部的一部分。

（二）美学修复适应证

美学修复广泛应用于口腔修复中，特别是前牙区修复，具体如下：

（1）形态、颜色、大小异常的患牙，比如过小牙、锥形牙、氟斑牙、四环素染色牙、釉质发育不全、死髓牙等。

（2）邻牙之间间隙过大。

（3）前牙区域修复的高笑线患者。

（4）因龋坏、外伤等造成的前牙区域牙体缺失、缺损。

（5）不宜或不能做正畸治疗的前后错位、扭转的患牙。

（三）美学修复方式

1. 直接修复　指利用可塑性的材料或椅旁修复系统，在牙体或预备好的牙体表面，一次性实现牙体结构恢复的一类修复方式的总称。直接修复的优点是能够快速简便地完成修复工作。

近年来，随着树脂材料和粘接技术的发展，市场上推出的美学树脂套装，都包含有不同明度、不同色彩的树脂与染色剂，可以模仿天然牙生理结构中不同层次的色彩，再辅以天然牙解剖结构为基础的分层树脂堆塑技术，从而弥补了直接修复材料颜色上缺乏层次感的短板。有利于直接修复技术的普及。

2. 间接修复　指通过制取印模转移患者的预备体和牙列形态，在口外制作修复体的一类修复方式的总称。常见的间接修复方式有嵌体、高嵌体、冠、桥以及贴面，一般使用烤瓷、全瓷的材料。间接修复的操作步骤较直接修复烦琐，它的优势在于：

（1）间接修复的修复体的制作者是技师，技师相较于修复医师具有更专业的牙齿形态与颜色的重塑能力。

（2）修复体在口外制作，为技师提供了更充足的时间、空间去完成制作。

（3）间接修复材料有金属熔附烤瓷材料、铸瓷材料、氧化锆、氧化铝等，相较直接修复体而言具有更多选择。

3. 美学修复与普通修复的区别　普通修复是立足于口颌系统，以修复牙列缺损、恢复咀嚼功能为目的的修复方式。美学修复是立足于颌面部，在保障口颌系统功能的基础上，更强调对牙齿、牙列美学形态、颜色的重塑，并且作为局部与面部整体形貌的协调。为了重塑出患者满意的美观牙齿，现如今借助于美学预告转移技术，患者可以更多地参与到方案的制订上，使得患者能在最终修复体制作以前对可视化的修复方案进行体验，并且提出自己的意见。大大提高了患者对最终修复效果的满意程度。这也是普通修复所不能比拟的。

二、美学修复的研究现状

高端口腔诊所常配备专业医疗团队，让患者更多地参与到美学方案的制订和完善中，并在流程上形成一条相当规范化的诊疗流程。初诊时，患者与客服充分交流，明确双方的责任、义务；治疗前采集患者信息，包括心理评估以及口腔、面部情况的照片采集；方案设计完成后，制作成美观蜡型，以此为可视化凭借与患者沟通，进行方案的调整；如若条件允许，有创性操作之前，还可利用诊断树脂面罩技术，将设计方案重现在患者口内，使患者更直观地对预期修复效果进行审视并提出自身意见；在治疗过程中，强调暂时修复体的适应、清洁，以及软组织形态的压迫成形；在效果稳定之后，再换上最终修复体。通过科学的分析设计、先进的预告技术，使得患者更多地参与其中，从而大大提高了患者对最终修复效果的满意度。

随着我国经济水平的发展，人们不再满足于解决牙齿咀嚼功能方面的问题，开始追求达到牙齿的干净、牙色的洁白、排列的整齐、邻牙无明显间隙等美观状态。市场需求的转变，引发口腔市场的美容牙科蓬勃兴起，其中以民营高端诊所为最。但目前美容牙科，一方面，缺乏健全的美学理论来指导修复设计；另一方面，缺乏完善美容修复的规范化流程。因此，我们必须认清，口腔美学修复处于一个转型期，美学理论、规范化流程及相应技术，尚需进一步在口腔修复医师中进行普及。

第2节　口腔美学修复的标准操作流程

口腔美学修复的标准操作流程，主要包括两个阶段：一是分析设计阶段；二是临床实施阶段。在分析设计阶段，以病历资料的采集以及医师、患者、技师三者之间的良好沟通为基础，从美学要素的分析，到美学目标的明确，再到美学方案的设计以及美学效果的评价，步步严谨；在临床实施阶段，则是以各种临床操作技术为保障，制作出与设计方案相一致的修复体。由此可见，分析设计才是美学修复的核心，对其后的临床实施是一个全面指导的作用。

一、分析设计阶段

分析设计阶段，是指在有创临床操作前，医师、患者、技师三者在现存美学问题、详细设计方案、合理拟定目标上都达成共识，使得其后的临床实施阶段有据可依。其内容包括：临床检查与诊断、病历资料收集、美学修复分析设计、美学诊断蜡型、美学诊断树脂面罩及暂冠、确定方案与知情同意等。

（一）临床检查与诊断

为了保障患者治疗过程的顺利，需要对患者进行全面的检查与评估，主要的考量因素包括以下几个方面：

1. 主诉与期望主诉　由于专业信息不对称，患者在进行描述时可能表述不明晰，医师有责任引导患者理清思路，明确自己的问题所在。患者美学期望的合理性，很大程度上影响着美学方案的选择，以及最终患者对修复效果的满意度，是一个美学病案成功的前提之一。同样，受限于患者口腔专业知识的匮乏，若患者脱离自身口腔条件期望一个高标准的结果，是不符合客观实际的，也为修复结束后的医疗纠纷埋下伏笔。因此，医师需要在治疗前，与患者充分沟通，调整患者的期望值。从最基本功能的恢复，到一般美观性的恢复，再到美观上的精益求精，期望值越高，所需要的治疗计划就越复杂。医师有责任在治疗前告知修复所能达到的效果。另外需要注意的是，有的患者严苛的高期望，超出了目前医疗水平，是无法通过沟通进行调整的。因此，医师最好选择放弃该病例。从某种角度而言，知道怎样的病例是需要放弃的，也是一种对美学修复的考量。

2. 全身状况　患有严重全身性疾病的患者需要先进行全身性疾病的治疗与控制，再进行口腔修复治疗。为了保护医师自己以及其他患者，医师需要询问患者是否有艾滋病、乙型病毒性肝炎等传染性疾病的病史。另外，治疗过程中或涉及麻醉等用药，需要采集患者的药物过敏史。

3. 口腔状况　修复之前，口腔状况的系统检查必不可少，包括：牙周状况、咬合状况、颞下颌关节状况等。特别是颞下颌关节检查，下颌骨位置是否稳定，髁突位置、形态是否存在异常等。一旦发现问题，及时治疗或提前告知。良好的口腔健康状况，是实现美学修复的基础与保障。另外，全景片的拍摄，有助于医师了解患者全牙列的情况，必要时可补拍牙片、锥形线束CT（CBCT）等。

（二）病历资料收集

1. 照片资料　口腔数码照片既是临床资料的一种常见保存形式，也是口腔疾病诊断、分析计划、医技患交流、学术及教学的重要手段载体。尤其在美学修复中，数码照片对患者美学信息的提取、保存、分析美学问题、设计方案、预后预告等十分重要。美学照片的拍摄数目、构图、参数应该标准化，以便数据的保存和前后对比分析。

2. 模型资料　牙列模型能反映出患者口腔情况的三维信息，给医师足够的时间去检视患者的牙列形态，进行模型测量，模拟预备和制作美学诊断蜡型。诊断用的模型至少应翻制2副，一副用作存档保留，记录患者的原始信息；另一副用作治疗设计与美学诊断蜡型制作。

（三）美学修复分析设计

美学修复的分析设计具体分为颜色的分析设计和形态的分析设计。

1. 颜色的分析设计　口腔与色彩关系最密切的就是牙齿。牙齿的美学修复与色彩密不可分。牙齿的色彩辨识是口腔美学修复最重要的工作之一。天然牙色彩的构成以牙本质的颜色为主，牙本质构成了牙色的90%以上，其中明度在色彩的三个特性中最重要；通常选择牙齿中1/3色相值来代表牙色最好。

正常情况下，上颌前牙的明度从前向后依次减弱，中切牙明度最大，尖牙纯度最高。天然牙具有微弱的荧光效应和增龄性变化，天然牙的颜色改变主要从40～50岁起，色相、纯度增加，明度减低，见图4-1。

在临床上，死髓牙与活髓牙对比，具有明度低，色相暗，纯度大，透明度降低，色相偏红黄的特点，见图4-2。

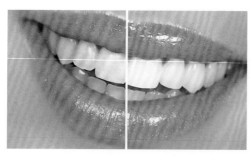

图4-1 天然牙与修复体的色差

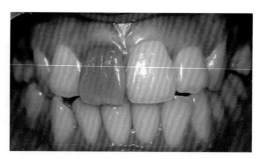

图4-2 死髓牙的色差特点

颜色的设计历来是修复设计的重点之一。当今人们不再满足于良好的牙齿功能，开始追求更高一层次的美观性，包括牙色的洁白与自然。通常，洁白程度的提高会一定程度上降低整体的自然度，这两者之间的平衡，有赖于与颜色相关的基本理论的准确掌握以及设计方法的合理。天然牙的牙齿层次结构复杂，只有基于对天然牙色基本特性的全面认识，才有可能达到颜色的仿真重塑。天然牙不仅具有半透明性、荧光性、乳光性与光泽性等特征，同时，其颜色还受到表面质地、年龄及性别等因素影响。

2.形态的分析设计 所谓形态美学设计的过程，即为参照美学理论调整线面关系的过程。

人类的牙体形态在左右对称性、位置差异性、形态大小差异、切牙形态与面型的相似性、色彩的微细变化等方面都表现出单纯与统一、对称与均衡、调和与对比、比例与匀称、节奏与韵律的形式美。人类的上下牙列𬌗面观形态近似抛物线，矢状面和冠状面观上凹向下的纵𬌗曲线与横𬌗曲线，不仅适应最佳的咀嚼功能需要，还充分体现了牙列的曲线之美。

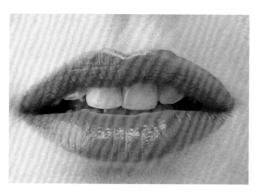

图4-3 理想的唇齿关系

临床上理想的唇齿关系见图4-3，息止𬌗位状态下，上切牙切缘在上唇下显露1～2mm；微笑时，上切牙显露牙冠2/3，下切牙牙冠显露1/2；上下牙咬合状态下，覆盖应该小于3mm，覆𬌗小于1/3，成人上下切牙夹角为125°±7.9°。临床实践上，微笑时上切牙显露的审美范围是牙冠3/4至牙龈上2mm，这个范围值可以认为是审美的个性化区间。

3.数字美学预告技术 数码微笑设计（digital smile design，DSD）是通过电脑软件处理患者的数码照片、数码三维模型来辅助美学修复过程的方法。DSD是借助计算机技术，综合运用美学原则，进行可视化口腔美学分析设计的新方法，是目前国际上最热门的牙齿美学修复技术。DSD是通过对患者面部和口腔部软硬组织数字量化的准确分析与设计，经过严格规范的临床及技工师操作，贯彻美学原则，实现美学原则，最终提升患者容貌美的过程。DSD不仅仅是简单的电脑图设计，而是切实可以提升门诊生产力的美学修复新流程、新理念。

DSD作为一种全新的患者前牙美学修复的美学分析方案，一种通过电脑设计对患者进行前牙微笑设计的一个有效的医患沟通手段，DSD最大的优点是直观、无创、可逆，且操作流程简单。主要的分析内容及操作流程如下：

（1）面部美学分析。

（2）数字面弓确定中线、笑线、牙长轴线、外形顶点。

（3）确定前牙龈缘高度、长宽比例、大小比例，绘制牙齿形态曲线完成美学设计，见图4-4。

（4）根据DSD设计制作模拟蜡型及牙体预备导板，完成标准化微创牙体预备，口内制作美学诊断树脂面罩。

（5）根据DSD完成全瓷冠/贴面。

DSD设定的效果不仅可以作为医患沟通和促进治疗的工具，还可以作为不同学科临床医生之间沟通的手段，并能有效指导技师进行诊断蜡型及最终修复体的制作。利用诸如KeyNote或Photoshop等软件，对患者的面部和口内数码照片进行美学分析和设计，并对治疗结果进行可量化数字化模拟，以获得直观的数字化模拟最终修复效果。

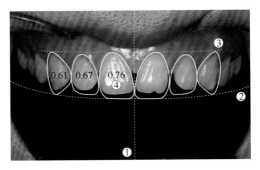

图4-4 DSD美学设计

（四）美学诊断蜡型

美学诊断蜡型是修复治疗过程中，在患者的石膏模型上，按照美学分析和治疗目标制作的蜡型，

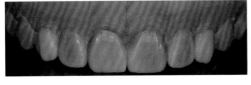

图4-5 美学诊断蜡型

见图4-5。美学诊断蜡型在美学修复临床中有很多的作用：

（1）预告美学修复的修复体形态效果。

（2）翻制美学诊断树脂面罩和暂冠，转移美学设计。

（3）制作硅橡胶美学导板，转移美学设计，指导牙体预备。

（4）指导牙龈、牙槽骨的外科成形。

（五）美学诊断树脂面罩及暂冠

美学诊断树脂面罩（mock up）是指在患者口内用树脂材料制作的模拟美学修复效果的暂时修复体（图4-6）。与美观诊断蜡型不同，诊断树脂面罩是在患者口内的美学疗效预告。一般是复制美学诊断蜡型形态翻制后转移而成，有时也可直接在口内制作。在临床上具有以下优势：

（1）医师能在直视下评价美学设计的修复体形态与面部、口唇的协调关系。

（2）患者能在最终修复体制作之前，预先直观地体验修复体的形态，从而提出自己的意见并与医师沟通，从而保障修复效果的满意度。

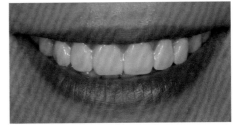

图4-6 美学诊断树脂面罩口内美学预告

（3）以美学诊断蜡型翻制的暂冠，相较于普通暂冠具有更好的美观性，从而一定程度上提高了患者暂冠使用期间的生活质量；也可用于患者的临时美学评价，即患者口内美学预告的效果。

（4）美学修复导板是一种用硅橡胶或者透明膜片制成的用以指导诊断树脂面罩和暂冠制作、牙体预备的美学预告转移手段。临床上使用的主要分两类，一种是由硅橡胶翻制美学诊断蜡型制成的硅橡胶印模，另一种是由压膜机在石膏模型上压制的膜片印模。

两种材质的美学修复导板使用范围略有不同：

1）两者都可以用来制作诊断树脂面罩和暂冠。但由于不透光性，使用硅橡胶导板时只能选用自凝树脂制作暂冠，而透明膜片导板则还可选用光固化树脂。

2）硅橡胶导板易于切割，在预备牙体时，可以切割出不同断层的导板来指导备牙，以及最终修复体的制作。

3）透明膜片导板因其透明性、厚度的轻薄以及清晰的龈缘线，还可用作种植导板、牙周手术导板来指导相应的手术过程。

（六）确定方案与知情同意

以患者主诉为中心，配合患者合理期望值，将收集的照片、模型等临床资料进行数字化设计分析，在医师、患者及技师三者共同讨论明确治疗目标，确定方案后，并以知情同意书的形式进行书面记录。在确定方案时，应再次明确患者的主诉，特别是患者的潜在主诉，告知患者口腔的现实情况，以及采取该治疗方案可能的缺陷等，避免进入临床实施阶段后，造成医疗纠纷。

二、临床实施阶段

美学修复的临床实施阶段包括修复前的准备治疗及临床修复过程，修复前的准备治疗主要包括口腔摄影和美学修复的预告转移技术，临床修复过程在这主要介绍比色、牙体预备技术、牙龈压排及印模技术等。

（一）比色

1. 视觉分析法　是口腔比色中最常用的方法，是采用目测方法确定天然牙的颜色。其金标准就是修复体颜色与邻牙谐调。这就要求必须通过视觉来精确判定牙齿的明度、纯度和色相。口腔修复中最常用的方法是把比色板作为颜色标准来与天然牙进行颜色的比对。

目前，临床上常用的比色板有Vita经典16色比色板、3D-MasteR比色板和NCC比色板。

（1）Vita经典16色比色板　是根据色相、纯度二维排列，有16个色片，以色相为依据划分为ABCD四组，从白色的A1色片到黑褐色的D4色片，每组中再根据纯度的不同分为1、2、3、3.5、4等不同级别（图4-7）。该系列比色板具有色彩稳定，不同比色板的相同比色片之间颜色差异小等优点（图4-8）。但是随着行业的发展和审美水平的提高，16色比色板也显现出诸多方面缺点：研究认为16色比色板色片少，难以覆盖牙齿800多种颜色的范围；色标分布逻辑性不强，色片集中在天然牙色密集区，大量颜色无法表达；比色板颜色分布不符合亚洲人牙色特点；前后牙比色差异性较大等。

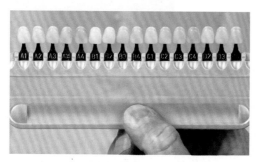

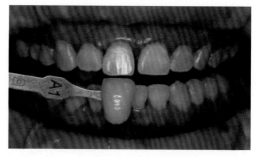

图4-7　Vita经典16色比色板　　　　图4-8　Vita经典16色比色板指导临床比色

（2）3D-MasteR比色板　颜色范围更广（图4-9），充分考虑了颜色的明度、纯度、色相三维效果，色片分布更加合理，比色过程简捷、可信度高、系统性强（图4-10）。3D-MasteR比色板从色彩学原理上对16色比色板进行了改进。首先根据明度分为1～5组，每组中再根据纯度分为1、1.5、2、2.5、3等级别。最后再根据色相分为M（正常）、L（偏黄）和R（偏红）三组。这种比色系统与肉眼比色的表色系统相协调，比色顺序更具科学性和逻辑性。该比色板的色标分布合理，间距相等，简单的加法就可以表达中间色（两个相邻的瓷粉按1∶1混合即可），使得比色板能够涵盖更多的牙齿颜色。3D-MasteR比色板也存在缺点：个人视觉对颜色的衡量缺乏一致性；不同厂家的比色板或瓷粉缺乏标准控制，导致相同商的比色板也存在明度和色系纯度上的明显差异，给临床比色带来困扰。

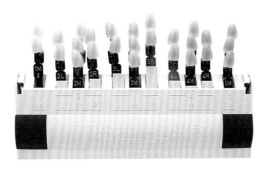
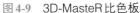

图4-9　3D-MasteR比色板

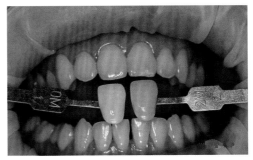

图4-10　3D-MasteR比色板指导临床比色

（3）NCC比色板　是现有比色系统中最全的一个，共有42个色片。它首先根据明度的高低分为VALUE PLUS（高明度）色板、STANDARD（标准）色板和VALUEMINUS（低明度）色板；标准色板再根据色相分为偏黄（B）、橘红（A）和偏红（R）三个色系，相对应的高明度色板分为VB、VA和VR，低明度色板分为VmA和VmR。研究表明天然牙中低明度偏黄（VmB）几乎不存在，所以没有将其列入。NCC比色板针对Vita系列比色板明度、纯度偏低，颜色偏黄的不足，适当增加了偏红（R）色系，更符合亚洲人天然牙色的特点。NCC比色板几乎覆盖了所有常见的天然牙色彩空间，具有严谨的逻辑性。

视觉分析法虽然简便易行，但带有明显的主观色彩，具有一定的局限性：首先，天然牙冠与比色板结构的差异可造成颜色的差别，研究也提示两者很难取得一致；其次，要求检查者要有较高的颜色敏感性和长期的训练，因此检查结果具有一定主观性；再次，常用的比色板仍然很难满足临床的要求，任何颜色体系比色板，都不能完全覆盖所有天然牙颜色构成的空间范围。

2. 仪器测量法　是使用仪器测定天然牙的色彩值，仪器具有快速稳定及指标量化的优点，其结果可信度高。测色仪器与人眼相比，具有不疲劳、准确、客观、不受外界环境因素影响，重复性高，能将颜色量化分析等优点，被广泛应用于口腔色彩学研究中。目前常用的仪器测量法有分光测色法、数码摄影比色法和计算机比色法。

（1）分光测色法　测定颜色的数值具有可重复性，并且可以定量测定两种颜色的差异，是一种较理想的牙齿颜色的测定方法。由于仪器设计的限制以及牙面解剖形态的制约，只能测量牙冠中部，无法详细测定整个牙冠表面的颜色，而通常情况下，对牙齿颜色的认知是整个牙面的颜色，并非牙面某个局部的特征。因此，按照分光测色法的结果进行配色可能导致颜色的失真。

（2）数码摄影比色法　随着数码相机和计算机的普及，数码摄影为口腔临床的准确比色提供了可能。数码摄影计算机色度分析系统是一种全新的仪器测量方法，可以分析整个牙面的色度，同时将采集的颜色数据以数码形式存储在计算机中，通过计算机软件分析处理物体的颜色数据，因此对牙冠颜色的测量更全面，且能够进行定量分析。数码摄影可以对全牙列进行摄影且数码摄影的分辨率较高，能最大限度地减少医技交流中颜色信息的损失，具有直观、准确的特征，有助于捕捉、传递色彩和美学信息来帮助技师进行仿真模仿，达到和直接观察非常接近的效果。

数码摄影比色法的优越性还表现在：对于用语言难以表述、分区比色及图示也难以准确描述的天然牙颜色分布及牙面个性特征，在数码照片中可以直观表达。不同的修复体表面结构特征，如切端的透明程度、形态特征、颜色层次等，可以使用一定拍摄技巧或特殊的光影效果予以体现。技师通过直接图像比对，在制作修复体时可以更精准地再现牙体色彩和形态细节，使修复体与天然牙达到最大限度的仿真。需要特别注意的是，由于相机质量和拍摄技术的原因，数码影像反映基础颜色的准确性一直存在争议。为此，在进行医技之间信息交流时，应该将比色片信息与天然牙的基础颜色信息在同一张数码照片上传递，会较好地降低医技信息沟通的误差。

（3）计算机比色法　其工作原理是将所有材料的测色结果制成数据，并与应用背景色同时输入计算机，根据色差检索来选定最接近的颜色。仪器可以按临床所用比色板的瓷粉色调来测定天然牙色调，同时给出相应色调的瓷粉配方，使测色和配色更加客观和量化，但是目前尚难满足实际应用的要求。计算机比色可能是未来的发展趋势，但仍处于探索阶段。

3.选色技巧

（1）适宜的环境，诊室的墙壁，装饰应选择中性色（灰色或白色背景），避免过强反光。

（2）适宜的光源，常规比色要求光线柔和，冷色灯光，避免阳光直射。照明光源可以选择北面天空的自然光；也可以选择标准光源D65，照度1000lx以上，以均匀不眩目为宜。但是3D比色首先确定明度，选择明度时不适合到光线太强的地方，因为人的视网膜中视杆细胞在较暗的光线下可以立刻辨别明度。

（3）观察方法，可以45°角照明，法线方向观察；也可以法线方向照明，45°角方向观察。

（4）比色应在牙体预备前进行，牙齿在预备后颜色改变；另外，牙体预备后眼睛处于疲劳状态，容易出现视觉偏差。

（5）观察判断颜色要迅速，眼睛的观察时间越长，辨色能力就越差。当眼睛感到疲劳时可以用观察蓝色物体（蓝色是黄色的补色）的方法来帮助消除疲劳。

（6）根据邻牙、对侧同名牙和对颌牙综合分析，并将患者的年龄、性别结合起来考虑选色，要充分考虑皮肤颜色，浅色皮肤应选用偏白的义齿，深色皮肤选用深色义齿，选择与患者牙齿颜色最匹配的颜色，选色后要征求患者的意见，最终要选择患者最满意的颜色。

（二）牙体预备技术

口腔美学修复中的牙体预备技术有以下两种方式。

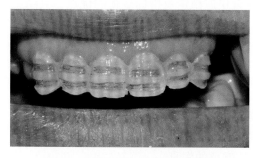

图4-11 美学诊断树脂面罩牙体预备

1.直接在美学诊断树脂面罩上行牙体预备 通过直接在美学诊断树脂面罩上打引导沟，确定转移后的空间位置，见图4-11。此方式操作简单，但适用范围局限。

2.使用硅橡胶导板或透明膜片导板行牙体预备 预备前通过硅橡胶翻制美学蜡型获得硅橡胶导板。任意切割预备牙位的硅橡导板，得到不同截面来比较预备空间的大小。但由于硅橡胶不透明，操作较为烦琐，临床多选择厚度轻薄的透明膜片作为导板进行牙体预备，见图4-12。

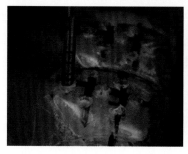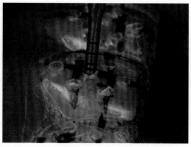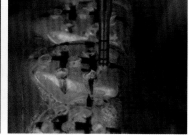

图4-12 透明膜片导板牙体预备

（三）牙龈压排

为达到美学修复的目的，临床医师往往将美学修复体的颈部边缘放置在龈下，但采用龈下边缘设计。除边缘密合性难以控制、易对牙周组织造成损伤外，印模时也很难精确记录预备体颈部边缘终止线处的精细结构。牙龈压排技术是将牙龈组织向侧方、垂直方向推移，清晰暴露出预备体边缘位置，

并使龈口张开，为准确获取印模提供了便利。一般认为，预备体颈部最佳的边缘位置是在距离游离龈
0.5～1.0mm处或距牙槽嵴顶3.0mm处，且必须顺延牙龈边缘的自然弧度曲线。若预备体边缘在龈沟内
的位置过深，或未有足够的附着龈时，将加大排龈的难度。目前，针对美学修复，牙龈压排技术主要
运用单线排龈法和排龈膏法。

1. 单线排龈法　当牙龈组织健康、龈缘厚度适宜、龈
沟较浅、仅1～6颗基牙预备时可选择单线排龈。根据患
者游离龈的紧张程度选择粗细适宜的排龈线，用排龈器
按一定的方向轻轻压入龈沟内，因邻间隙处的牙龈组织
与牙面贴合较为松弛，且不易移位，故建议从牙齿的邻
面开始排龈，见图4-13。约10分钟后移除排龈线，需用

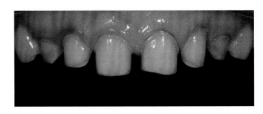

图4-13　单线排龈法

水湿润，一方面是方便移除，另一方面是防止干燥状态下移除会对牙龈造成创伤，撕裂内层上皮，引
发出血。

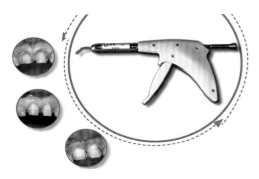

图4-14　排龈膏法

2. 排龈膏法　排龈膏主要成分为高岭土、氯化铝和水。
它的排龈原理不同于排龈线对游离龈产生的机械性压力，
而是利用注射枪的挤压膏体的作用迅速打开龈沟，同时膏
体中含有氯化铝，可以有效防止或减少牙龈出血和渗出，
见图4-14。目前应用较多的是Expasy排龈膏。使用排龈膏
最大的优点是其注射时压力的可控制性（约为$0.1N/mm^2$），
因而不易损伤牙龈上皮附着。

尽管如此，排龈膏也有其使用的局限性。膏体有可能
注射到不易去除的部位（如牙周袋内），因此不宜用于牙龈
炎患者。排龈膏的价格较为昂贵，会增加一些患者的经济负担。对于牙龈较厚的预备体，因牙龈
的张力过大，其排龈效果可能不能满足临床排龈的需要。若印膜前未将排龈膏清除干净，则有可
能影响印模的准确性。其中的氯化铝会影响聚醚类印模材料的准确性，但不影响聚乙烯类的印模
材料。

3. 排龈的时间　排龈时间过短则龈沟未能充分打开，印模材料不能完全进入。排龈时间一般不超
过30分钟，过长的机械性排龈时间易导致患者牙龈的不可逆性退缩，龈沟不能恢复至正常水平。大多
数研究认为排龈时间至少为5～10分钟才能获得充分的龈沟空间，同时发挥止血药剂止血及控制颈部
渗出的作用。现认为浸渍化学药物后能延长龈沟开放的时间，氯化铝效果较肾上腺素和硫酸铁均好，
而且去除浸渍有药物的排龈线后，龈缘即刻恢复。

（四）印模技术

针对美学修复，通常采用二次硅橡胶印模技术，具体操作为先用重体硅橡胶取初模，如单线排
龈，此时的排龈线可不取出。若在注射轻体硅橡胶前取出，打开的龈沟在3～5min内会自动闭合，
会影响轻体流入到龈沟内，无法取得预备体龈下边缘。初模取完后，修整印模，去除进入软硬组织
和牙间间隙等影响印模复位的硅橡胶，然后取出排龈线，清洗牙面，重体硅橡胶印模内和预备体颈
部边缘注入轻体硅橡胶，待轻体完全固化后取出印模，印模放置半个小时后灌制超硬石膏模型，见
图4-15。

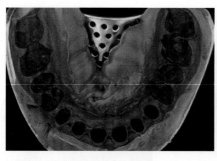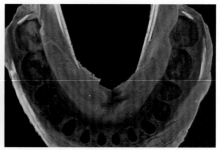

图4-15 二次硅橡胶印模技术

第3节 常见美学修复体的制作

一、仿真全瓷的制作

长期以来烤瓷牙是一种快速、有效恢复牙齿形态的修复体，但因其金属内冠的存在，透光性、色泽和形态与天然牙存在较大差别，在灯光下产生"青灰色"的效果。因此，口腔医疗界一直探索一种更为仿真而美观的修复体。随着材料科学的发展，一些通透性好、颜色逼真、强度更高的全瓷材料被引进义齿制作领域。这些材料明显性能优于金属烤瓷，并可以达到更佳的美学效果。因此，全瓷牙正逐渐替代传统的金属烤瓷牙。

从全瓷材料来区分，目前临床应用较多的有铸瓷系统、氧化铝基全瓷系统、氧化锆基全瓷系统等，其总体材料性能特征是强度逐渐增强、透光性逐渐下降。应当根据病例的实际情况，综合评估具体病例对修复效果的美学需求及强度需求，来选择适当的全瓷材料。此外，全瓷系统的制作工艺也有不同，目前常见的包括热压铸造工艺、渗透陶瓷工艺、计算机辅助切削。制作工艺会也对材料选择有一定影响。

（一）铸瓷系统

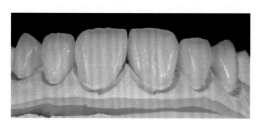

图4-16 玻璃陶瓷前牙贴面修复体

铸造玻璃陶瓷，它是一种新型的无收缩的热压铸型玻璃陶瓷。采用传统的铸造工艺制作，只是把金属换成了成品的瓷块，内冠为二矽酸锂瓷真空高温铸压成型，铸造过程采用真空铸压的铸造机。其大致操作程序为：先用蜡制作并完成蜡型，然后用磷酸盐包埋料包埋，在电熔炉中除蜡，与瓷一同升温至850℃，然后将瓷放入型腔浇铸口，再放入铸瓷机中，升温至1075℃或1180℃（前者为染色烤瓷锭，后者为堆瓷烤瓷锭）。在自动压力炉预热20分钟，经过三氧化二铝棒压铸（约0.5MPa压力）成型后，驱除铸件，切割铸道，表面粗打磨，再进行染色或涂瓷、烤瓷等技术操作后，完成修复体（图4-16）。铸瓷系统可以达到非常优秀的美学效果，是一种成功的美学修复材料。

（二）氧化铝基全瓷系统

氧化铝基全瓷材料的透明度低于铸瓷材料，一般不用于年轻患者的多个前牙的美学修复。但对于一些天然牙透明度不很高、牙齿明度较高的个别前牙美学修复病例，可以比铸瓷材料更容易地获得很好的美学修复效果。由于氧化铝基全瓷材料的强度达600MPa，比铸瓷材料的抗折强度有非常明显的提高，因此在做联冠或较短的固定桥时，可以减小连接体面积，获得更美观的连接体形态（图4-17）。

氧化铝基全瓷材料采用的是涂塑加渗透的制作方式，对基牙形态的适应性更广。一些热压铸造陶瓷材料无法完成的修复体，或者形态过于复杂、计算机辅助切削方式无法完成的修复体，均可采用氧化铝基全瓷系统材料完成。

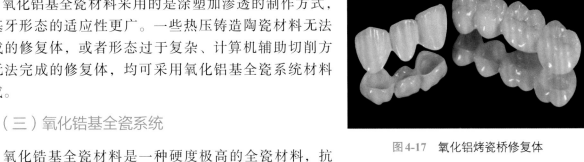

图4-17 氧化铝烤瓷桥修复体

（三）氧化锆基全瓷系统

氧化锆基全瓷材料是一种硬度极高的全瓷材料，抗折强度达到了900MPa，不能通过常规的铸造、烧结等方式加工，必须通过计算机辅助设计与切削系统，即CAD/CAM系统来加工制作。常见的计算机辅助设计与切削系统包括Evereat CAD/CAM系统、Ceracon CAD/CAM系统、Cerec CAD/CAM系统等。CAD/CAM系统的工作流程：首先是灌注后的实体模型通过扫描系统形成数字模型，再通过计算机辅助设计加切削形成内冠，然后在实体模型上试戴，最后烤制饰面内层。由于扫描与制作在同一技术室，制作过程中有实体模型可以参照，设计、切削中可能发生的问题都可以早期发现。CAD/CAM机加工陶瓷为预成瓷块，可在椅旁直接加工完成嵌体和冠等美学修复体。复合机加工涂塑，即机加工预成半烧结的陶瓷块成为基底冠或者桥架，然后再进行致密化烧结，最后上瓷完成冠桥修复体。

二、仿真金属烤瓷的制作

烤瓷熔附金属全冠也称金属烤瓷冠或金瓷冠，是一种由低熔烤瓷真空条件下熔附到金属基底冠上的金-瓷复合结构的修复体。由于是先用合金制成金属基底（又称金属帽状冠），再在其表面覆盖与天然牙相似的低熔瓷粉，在真空高温烤瓷炉中烧结熔附而成，因此，烤瓷熔附金属全冠兼有金属全冠的强度和烤瓷全冠的美观，其颜色、外观逼真，色泽稳定，表面光滑，耐磨性强，不易变形，抗折力强，具有一定的耐腐蚀性。然而，金属烤瓷修复技术的应用也存在一定的问题，如：①金属烤瓷修复体制作工艺较复杂，对技术、设备及材料要求高；②牙体切割量多；③因瓷层的脆性较大，修复体在使用过程中有发生瓷裂的可能，而且修理也较困难等。下文重点介绍前牙美学区金属烤瓷冠加工制作的步骤。

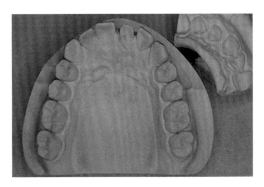

图4-18 工作模型

（一）制备工作模型

为了达到良好的牙龈美学效果，可以制作代型义龈，模拟口内真实情况，利于对修复体颜色和形态的处理（图4-18）。

（二）制作金属基底冠

根据美学设计方案，在代型上制作蜡型（图4-19），经耐火包埋料包埋后，放于茂福炉内去蜡。选择合适金属铸造，打磨修形，完成金属基底冠制作。

为了留给瓷层更多的发挥空间，唇侧金属在保证强度的情况下可以尽量薄，一般情况保证0.3mm就够了。

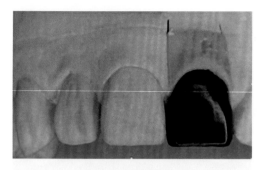

图4-19　蜡型的制作

（三）上色与烧结

上瓷使用选定颜色的瓷粉与水调拌成瓷浆，分层堆积至金属基底冠上，形成牙冠形态，在烤瓷炉内按预定程序烧结。

1. 上遮色瓷及烧结　遮色瓷是在合金基底冠表面刷的一层不让合金的颜色透出和修复体颜色一致的不透明瓷层，这一层瓷是决定金瓷结合关键的一层瓷。遮色瓷烧结过程是：取适量的遮色瓷粉末置于玻璃平板上，用专用液体调和，用尼龙刷在修复体表薄薄刷一层，吸去多余水分，干燥后在600～960℃、720～740mmHg的真空条件下烧结。然后再将这层遮色瓷表面湿润，用尼龙刷均一地再涂上一层薄薄的瓷层，此次瓷粉的调和黏稠度的标准是，将调和物集中放于玻璃板上，调和物能慢慢向周围平铺开。两层涂布完成后，在金属表面形成了能够遮挡金属底色，显现烤瓷修复体基本色的0.1～0.2mm厚的遮色瓷层（图4-20）。通常，一次性遮色瓷的烧结法与二次烧结法相比较，对防止合金和瓷交接处的不密合现象以及烧瓷过程中气泡的产生均有较好的效果，可明显增加金瓷结合强度。此外，遮色瓷粉末有遮色瓷粉和膏剂遮色瓷粉两种，膏剂遮色瓷粉能够得到比较薄的瓷层。

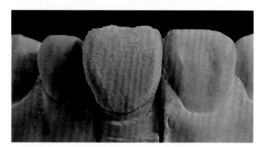

图4-20　上遮色瓷

2. 牙体部瓷成形与烧结　选择合适颜色的牙颈部瓷，在牙颈部到邻接处再到牙切端薄薄地刷上一层瓷，烧结。牙体部瓷依照所需要修复的牙形态堆积形成（图4-21）。注意吸掉多余的水分，并注意留出切缘瓷和透明瓷层的空间。从舌侧到唇侧切缘的近1/3处，斜切修形。其上方刷切端瓷，然后是刷透明瓷层。这时候完成的修复体体积比需要的修复体体积大10%～15%。将修复体从模型上取下并用透明瓷刷修正邻接处。去除多余的瓷粉并吸去水分，在烧结炉前干燥后，在600～940℃真空中，以每分钟升50℃的速度升温条件下烧结。然后对刷瓷不足的地方进行修正，第二次烧结就完成了修复体牙冠形态（图4-22）。

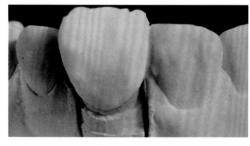

图4-21　上饰面瓷

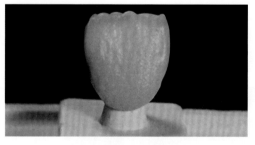

图4-22　上牙本质瓷

（四）上釉、抛光

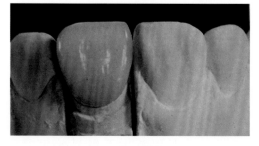

图4-23　上釉、打磨、抛光

在形态修整完成的冠桥表面涂刷一层釉料，可以使修复体产生光亮的效果。在上釉的同时也可以添加一些染色剂，对色彩不满意或者需要特殊染色的部位进行色彩的调整（图4-23）。

三、CAD／CAM美学修复

CAD/CAM系统制造设备通常由激光摄像系统、数据处理系统和小型数控机床三个部分组成。其技术特点是将应用材料获取"物理印模"和"物理模型"技术转变为应用光电原理和数字化处理系统获取光学印模和模型。将应用材料制作修复体坯型（蜡型或塑料型）转变为用光标移动在监视屏上绘制修复体图形。将石蜡铸造术、充填技术制作修复体转变为由图形数字化处理形成的指令控制的数控机床铣出修复体，患者一次就诊就可以完成修复治疗。CAD/CAM系统目前主要有Duret系统、Rekow系统、Cicero系统、Cerec系统、Procera系统、Lava系统等。不同系统之间在技术上不尽相同，操作的难度和速度、使用的材料、修复体的精确性和美观性也不同。

目前CAD/CAM设计软件已能提供牙模口内彩色扫描、CAD建模、订单管理、医技沟通等数字化制作内容，形成了包括美学分析、美学设计、美学复制、美学再现等较为全面、专业的解决方案。

第4节　修复体的粘接

一、粘接前修复体外表面处理

在粘接前应先将试戴时调磨过的部位，如邻接、咬合和边缘等，依照初步磨光的顺序再次抛光，然后用湿砂布轮磨光，再用干抛光布轮加抛光剂高度抛光。注意抛光时冠必须就位在代型之上避免损伤边缘。烤瓷及全瓷冠应将调磨过的部位磨平然后上釉，如果不磨平直接上釉，瓷面可能有调磨时留下的划痕。

二、粘　接

粘接是指两个同种或异种固体物质与介于两者表面的第三种物质作用和产生结合的现象。临床常用的水门汀材料有磷酸锌、聚羧酸锌、玻璃离子和复合树脂等。其中，以树脂粘接剂最为常用。树脂粘接剂粘接强度比传统水门汀高，颜色具有树脂的特性，美观，性能好，不溶于水。根据固化条件可分为化学固化（或称自固化）、光固化以及双重固化三种类型。根据修复体材料的不同，可选择不同的树脂水门汀，例如，在瓷贴面的粘接时常选用光固化树脂水门汀，在全瓷嵌体、全冠粘接时常选用双重固化树脂水门汀。

三、美学修复体粘接的方法

1. 基牙表面处理　应用橡皮杯、浮石粉或者椅旁喷砂系统清理基牙表面，然后仔细冲洗干燥牙面，保证基牙表面的清洁干燥。如果选择树脂水门汀进行修复体粘接，还需要对基牙表面用粘接系统进行处理。

2. 美学修复体组织面的处理　清洗修复体，用乙醇去除污染物，气枪彻底吹干。对于氧化锆修复体组织面可进行喷砂处理，对于玻璃陶瓷修复体组织面可进行氢氟酸处理并涂布硅烷偶联剂，从而达到粗化修复体表面，增加粘接力的目的。

3. 放置水门汀　用小毛刷或调拌刀将水门汀材料均匀涂布一薄层在冠的内壁。必要时可在基牙轴面预备溢出沟作为水门汀溢出道，避免水门汀过厚导致的就位不全。

4. 美学修复体戴入　以后牙全冠修复体为例，冠戴入后，用探针检查冠边缘，确认牙冠已彻底就位。

5. 粘接后的处理　粘接后修复体边缘的水门汀应全部彻底地清除，邻面残留水门汀可使用牙线或金属成形片去除，残留的水门汀有损牙龈健康。最后可用橡胶抛光轮将修复体边缘进一步进行抛光。

6. 粘接后处理　修复体粘接完成后，应根据患者口内的实际情况进行调整，并嘱患者戴牙后的注意事项以及定期复查。

自 测 题

1. 硅橡胶印模材料属于（　　）

　　A. 弹性可逆印模材料

　　B. 弹性不可逆印模材料

　　C. 非弹性可逆印模材料

　　D. 非弹性不可逆印模材料

　　E. 以上都不对

2. 美学修复的核心是（　　）

　　A. 分析设计　　　　B. 临床实施

　　C. 比色　　　　　　D. 口腔摄影

　　E. 牙体预备

3. 前牙全冠修复作龈下边缘的优点是（　　）

　　A. 龈沟内是免疫区

　　B. 修复体边缘密合性好

　　C. 不易产生继发龋

　　D. 美观

　　E. 防止菌斑附着

4. 前牙选择全瓷冠的原因是（　　）

　　A. 解剖形态好　　　B. 易于磨改或调𬌗

　　C. 不易脱落　　　　D. 美观及功能好

　　E. 不易裂瓷

5. 口腔美学修复主要考虑的因素除外以下哪项（　　）

　　A. 牙列的完整性　　B. 牙体美学

　　C. 牙龈美学　　　　D. 颌面部美学

　　E. 牙龈乳头

6. 氧化锆全瓷冠可用于（　　）

　　A. 前牙错位牙　　　B. 锥形牙

　　C. 固定桥固位体　　D. 四环素牙

　　E. 以上都是

7. 下列哪项对全冠边缘位置设计无影响（　　）

　　A. 固位力大小　　　B. 美观因素

　　C. 牙龈的保护　　　D. 边缘密合性

　　E. 牙体预备操作的难易

（李云鹏）

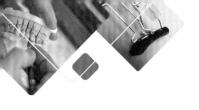

第5章
牙周治疗与口腔美学

牙周组织由牙龈、牙周膜、牙槽骨和牙骨质组成。牙周组织美学主要体现在健康牙龈和牙龈乳头的形态上，以及它们与天然牙列、唇的和谐关系。除了牙龈之外，牙周膜、牙槽骨和牙骨质的健康以及牙槽骨的正常高度也是牙周组织美学的基础。

第1节　影响美学效果的牙周因素

一、牙周的健康状况

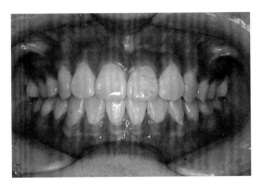

图5-1　健康的牙周组织

牙周的健康状态是牙周美学的基础，其内容包括正常颜色、形态和质地的牙龈和正常的牙周附着及牙槽骨高度。

牙周检查时可见牙龈粉红；龈缘菲薄紧贴牙面，呈刀削状，无增生肥大，无水肿；龈缘线呈扇贝形波纹连接。附着龈有一定宽度，因部位而不同，但都大于1mm。牙周探诊龈沟深度不超过3mm，且无探诊出血（图5-1）。

二、对称性和协调性

除了牙龈的色形质之外，牙龈曲线的对称性和协调性也是牙周组织美学的重要内容。牙龈曲线的美学内容包括牙龈顶点的位置和龈缘连线的对称性和协调性。

（一）牙龈顶点的特点

每个牙的龈缘都呈弧线型，其最根方的点称为牙龈顶点。由于牙齿形态不同，所以不同牙的牙龈顶点位置不同。具有美学协调性的牙龈顶点位置特点如下。

1. 近远中方向　以牙长轴为参考线，下颌切牙的牙龈顶点多位于牙长轴上；上颌中切牙和尖牙的牙龈顶点通常位于牙长轴偏远中位置；侧切牙的牙龈顶点位于牙长轴上。

2. 冠根方向　存在两种美观的牙龈高度：①牙龈顶点不在同一水平，上颌中切牙和尖牙的牙龈顶点处于同一水平，侧切牙牙龈顶点位于尖牙与中切牙龈缘顶点连线（即牙龈平面）冠方1～2mm处，即侧切牙的牙龈顶点位置，与中切牙和尖牙相比，更近切缘方向。②中切牙、侧切牙及尖牙的牙龈顶点都处于同一水平。

（二）牙龈曲线的形态特点

牙龈平面是上颌中切牙与尖牙的牙龈顶点连线形成的平面。该平面应与上颌前牙切缘连线（切牙平面）、瞳孔连线、口角连线、下唇曲线平行。如不平行会影响美学平衡感和协调性，严重时需要用牙周手术以及正颌手术进行矫正。

牙龈曲线中，上颌中切牙龈缘连线也是个重要的参考线。根据微笑时上唇缘相对于上中切牙龈缘的位置，以及上中切牙临床牙冠和牙龈的显露情况将微笑线分为三类：高微笑线、中微笑线和低微笑线。其中，高微笑线是指微笑时所有上中切牙临床牙冠和部分牙龈露出。中微笑线是指微笑时显露75%～100%的上中切牙临床牙冠。低微笑线是指微笑时暴露小于75%的上中切牙临床牙冠。露龈笑就具有高微笑线、短前牙、较宽牙龈组织暴露等三大特点，从美学角度上评价存在缺憾。对于高微笑线的人群，临床上常常通过牙周手术和修复等方式，改变前牙龈缘连线的位置，从而从视觉上降低微笑线。牙齿排列异常和牙龈异常增生或退缩则可能破坏牙龈曲线的一致性和对称性，造成视觉上的美学障碍，应进行相应的牙周治疗或修复治疗。

三、生物学宽度

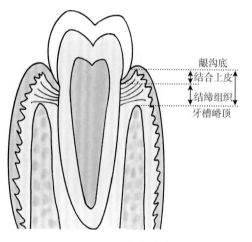

龈沟底至牙槽嵴顶之间约2mm的恒定距离称为生物学宽度。它包括结合上皮的长度及结合上皮的根方和牙槽嵴顶之间的结缔组织的距离（图5-2）。牙槽骨的沉积与牙的主动萌出相伴随，结合上皮附着的位置与牙槽嵴之间的关系不变。因此，临床上的修复治疗或是牙周手术都需考虑生物学宽度，若侵犯生物学宽度可能导致牙周组织炎症和破坏，影响粉白美学。

图5-2 生物学宽度

四、牙周生物型

牙周生物型又称为牙龈生物型，是指牙周软组织及其牙槽骨组织的特征。根据牙龈的厚度、角化龈的宽度以及临床牙冠的长宽比例将牙周（龈）生物型分为两种基本类型，即厚牙周生物型和薄牙周生物型（图5-3，图5-4）。厚牙周生物型对应的牙齿形态为方圆形、颈部凸起明显、接触区相对大，而且靠近根方。其附着龈相对量大，骨结构较厚并能够抵抗急性创伤和炎症，但容易形成牙周袋和骨下袋。薄牙周生物型对应的牙齿形态为锥形牙冠、不明显的颈部凸起、邻面接触区小且靠近牙齿切端。其附着龈相对量少，骨结构较薄易出现骨开裂或骨开窗，炎症时常发生快速骨丧失伴随着软组织退缩。对于薄牙周生物型的正畸患者，要注意尽量避免牙齿过度移动，并在矫治过程中，加强口腔卫生维护。

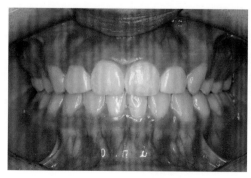

图5-3 厚牙周生物型

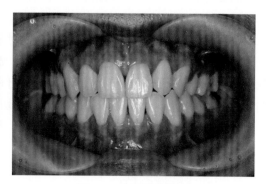

图5-4 薄牙周生物型

五、牙间楔状隙

牙间楔状隙是指邻牙接触点根方的楔形空间。如果没有完全充盈牙龈乳头，就存在间隙成为开放

的楔状隙，即"黑色三角"（图5-5）。如果楔状隙大于3mm
将被普遍认为不美观。

牙槽骨高度正常、邻牙接触点的位置距牙槽嵴顶的距
离正常时，邻牙间隙被牙龈乳头充满，无"黑三角"间隙；
牙龈乳头不足以充满邻牙楔状隙时，就会在两牙的邻间隙
形成"黑三角"。牙龈乳头是否充盈邻间隙与邻牙接触点的
位置距牙槽嵴顶的距离相关。有研究显示，当两牙的接触
区根方到牙槽嵴顶的距离≤5mm时，100%的病例牙龈乳头
充满邻间隙，不会出现"黑三角"；当两牙的接触点至牙槽

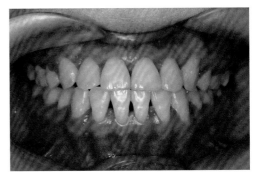

图5-5 下颌前牙区"黑三角"

嵴顶的距离为6mm时，1/2的病例出现"黑三角"；当两牙的接触点至牙槽嵴顶的距离＞7mm时，大
多数病例的牙龈乳头消失，出现"黑三角"。成人患者正畸矫治中，或多或少都会出现"黑三角"，特
别是牙冠形态呈现为三角形的牙齿。临床上可以通过邻面去釉方式，降低牙齿邻接点的高度来减小
"黑三角"。

第2节 牙周健康是美学修复治疗的前提

健康的牙周组织是牙周美学的关键，是修复治疗成功的基础。实施修复治疗之前，口腔医师应首
先评估患者的牙周状况，如患有牙周疾病先建议患者接受必要的牙周治疗，待恢复牙周健康后再行修
复。修复治疗应遵循保护牙周健康、防止牙周病情加重或复发的原则。对于没有牙周病的健康者，口
腔医师也应当防止由于不恰当的修复和正畸治疗而造成牙周组织的损害。

一、牙周治疗程序及修复的时机

牙周治疗的总体目标是控制菌斑和消除炎症；恢复牙周组织的功能；恢复牙周组织的生理形态；
维持长期疗效、防止复发。牙周治疗是一个系统的过程，首先进行牙周基础治疗以消除局部炎症。
在该阶段施行龈上洁治术、龈下刮治术和根面平整，从而消除龈上、龈下的菌斑和牙石；消除菌斑
滞留因素及其他局部刺激因素；拔除无保留价值的或预后极差的患牙；在炎症消退后进行必要的咬
合调整。

患者经过基础治疗结束后4～12周对牙周情况包括牙周袋深度、牙石菌斑控制情况、牙槽骨形态、
牙松动度等进行全面再评估。此时，如果仍有5mm以上的牙周袋，且探诊仍有出血，或牙龈及牙槽骨
形态不良、膜龈关系不正常，均须进行牙周手术治疗。

修复治疗的最佳时期应根据患者牙周健康状态、牙周疾患的类型、菌斑控制情况和牙周治疗的效
果等综合考虑、合理选择。一般在牙周手术后2～3个月开始进行，此时牙龈的外形和龈缘的位置已基
本稳定。

二、修复过程中维护牙周美学的几点原则

（一）修复体边缘不侵犯生物学宽度

将修复体边缘置入生物学宽度内，将会引起牙龈炎症、附着丧失等（图5-6）。从牙周健康的角度
考虑，修复体的边缘应尽量放在牙龈缘的冠方，以免刺激牙龈，并有利于患者保持该处的清洁。但在

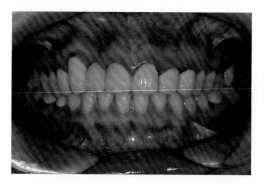

图5-6 修复体边缘侵犯生物学宽度，引起牙龈炎症

前牙等因美观需要、龋坏已达龈下或牙冠较短需增加固位等情况下，考虑将冠缘放到龈下，就需要遵循"不侵犯生物学宽度"的原则。如必须将冠缘放在龈下时，也不应超过龈沟深度的1/2，即修复体边缘设计应根据患者龈沟的深度，将修复体边缘放在龈缘下0.5～1mm，不得延伸至沟底。

对于龋坏达根部或牙冠根折达到龈下的病例，从保持龈牙结合部生物学宽度的角度出发，可先做牙冠延长术，切除部分牙龈并适量地修整牙槽嵴顶，使临床牙冠延长以利修复。还有些病例可考虑通过正畸牵引患牙的方法暴露牙根断端，然后再行修复。

（二）修复体设计要注意有利于菌斑控制

1. 修复体边缘须与牙面高度密合且无悬突　修复体边缘与牙面密合且无悬突才能减少菌斑在修复体边缘的滞留，同时减少冠边缘粘接剂的外露。粘接剂的表面较粗糙，易附着菌斑；随着有些粘接剂的溶解，冠与牙面之间的间隙也是菌斑滞留的场所。

2. 修复体的外形与自洁作用和菌斑控制相关

（1）修复体的外形高点　过突的外形高点的根方牙面与龈缘之间是菌斑最易堆积之处，不利于口腔的自洁作用。为了有利于口腔自洁和口腔卫生措施，修复体在设计和制作时，需注意使颊舌面较平缓，避免过突的外形高点。

（2）修复体接触区的位置及形态　接触区的颊舌径不宜过大，以免形成相应过宽的龈谷。接触区根方的牙面应平坦或微凸，以免挤压牙龈乳头。后牙邻面接触区应于中央沟的颊侧，以使腭侧有较大的外展隙，使食物得以外溢而不致嵌塞。

（3）修复体的外形　修复体的外形应适应牙体的自然形态，以利于自洁作用。例如，牙周炎患者常出现后牙根分叉病变，此时修复治疗时需考虑修复体颊舌侧外形应在牙冠的颊（舌）面近颈处形成与牙龈外形相应的凹陷，以利清除菌斑。

第3节　与口腔医学美容相关的牙周手术

颜面部美观不仅与鼻唇角、审美平面、颏唇角有关，还与唇齿关系、牙齿与牙龈的位置关系及系带位置有着密切联系。若牙齿被动萌出不足造成牙龈暴露过多，即使通过正畸治疗改善了牙龈暴露量，但却破坏了唇齿关系。前牙区个别牙齿牙龈退缩，造成左右牙龈曲线不对称影响了微笑美观。因此，口腔医师只能通过相关的牙周手术才能改善这类患者的牙齿颌面部美观。

通过牙周手术方法可以纠正牙周形态上或位置上的缺陷，改变牙齿周围软组织以及下方骨组织的量，以达到美学的效果。此类牙周手术如下。

1. 使牙冠延长的手术　改变龈缘水平或位置，暴露正常牙体结构或配合美学修复。包括牙龈切除成形术、冠延长术等。

2. 校正牙龈退缩的手术　可以恢复龈缘正常位置。包括带蒂软组织瓣转移术、游离软组织移植术。

3. 缺牙区牙槽嵴增高术　以利于固定美学修复。包括利用带蒂软组织转瓣术、利用袋状受区重塑缺牙区牙槽嵴等手术方法。

4. 系带修整成形术　用于矫正唇侧、颊侧系带位置，矫正因系带牵拉造成的唇形异常，防止因系带牵拉造成的牙龈组织退缩，或者以利于正畸治疗。

一、冠延长术

当患者具有高微笑线、短前牙、较宽牙龈组织暴露等三大特点时，会要求对其"露龈笑"进行矫正。在选择牙冠延长的方法之前，必须考虑以下几个因素：①患者说话时、放松最大微笑时上唇的位置；②附着龈宽度是否足够；③牙龈缘相对于釉牙骨质界和牙槽嵴顶的位置，以确定单纯切龈来延长牙冠长度是否可能改变生物学宽度；④冠 - 根 - 牙槽骨的比例。

有些患者牙齿的大小形态和龈缘线位置完全正常，过分露龈的原因是上颌骨垂直距离过长，该类患者进行冠延长术很难解决问题。应考虑是否进行颌面外科手术，并同时评估外科手术的风险、效果等。当牙齿的大小形态或龈缘线位置异常造成过分露龈时，则根据情况选择牙龈切除术或牙冠延长术予以矫正。

（1）手术适应证　前牙临床牙冠短，笑时露龈过多，需改善美观者；牙折裂（或龋坏）至龈下，影响修复；破坏了生物学宽度的修复体，重新修复者。

（2）手术禁忌证　局部炎症明显；菌斑控制不佳；患有全身疾病且未得到控制者（如糖尿病）或全身病情不能接受外科手术者（血液性疾病、6个月内发生心血管意外等）；牙周组织量不足者，例如，牙根过短，冠根比失调；牙冠根折达龈下过多，为暴露牙齿断缘作骨切除术后，剩余的牙槽骨高度不足以支持牙齿行使功能者；为暴露牙齿断缘切除牙槽骨过多，会导致与邻牙不协调或明显地损害邻牙者。

（一）牙龈切除术和牙龈成形术

牙龈切除术是用手术方法切除增生肥大的牙龈组织或后牙某些部位的中等深度牙周袋，重建牙龈的生理外形及正常的龈沟。牙龈成形术与牙龈切除术相似，都为修整牙龈形态，重建牙龈正常的生理外形，两者常合并使用。

多数正常牙龈缘应在釉牙骨质界的冠方约1mm处。若龈沟底相对于牙槽嵴顶的位置完全正常，即生物学宽度为2mm，但游离龈缘线位置相对于釉牙骨质界的距离超过1mm，即临床牙冠比解剖牙冠短。这类患者往往为薄牙周生物型，此时出现过分露龈微笑，如不涉及生物学宽度问题，即可选择牙龈切除术使解剖牙冠完全暴露。

1. 手术时机　牙周基础治疗之后，牙龈健康、无充血水肿；患者菌斑控制良好时。

2. 手术方法

（1）麻醉　采用传导阻滞麻醉或局部浸润麻醉。尽量在手术区的根方作浸润麻醉，腭侧行切牙孔或腭大孔阻滞麻醉，避免麻醉药品直接注入手术切除部位，否则会影响手术切除的准确性。

（2）消毒　患者在术前用0.12%氯己定液含漱，以清洁口腔。口腔周围皮肤用乙醇消毒，铺消毒巾。术者戴无菌手套。

（3）标定手术切口的位置　首先用牙周探针检查牙周袋的情况，然后标出袋底位置。牙龈切除术的手术切口位置应位于袋底连线的根方1～2mm处。如果牙龈组织较厚，切入点可偏根方。

（4）切口

1）外斜切口：为去除色素使牙龈组织粉红时，最常选择的切口方式。对于牙龈色素沉着明显的患者，作外斜切口时须将牙龈切除术范围扩展至两侧前磨牙区，以避免前牙美学区牙龈颜色不协调。

2）内斜切口：当患者不希望改变牙龈颜色或是外斜切口可能去除过多角化牙龈组织时可选择内斜切口。

（5）清创　用龈上洁治器刮除切下的边缘龈组织和邻面牙间龈组织，然后彻底刮净牙面残留的牙石、病理肉芽组织及病变的牙骨质。

（6）修整牙龈　用小弯剪刀或龈刀，修剪创面边缘及不平整的牙龈表面，使牙龈形态与牙面成45°角，并形成逐渐向边缘变薄、扇贝状的生理外形。

（7）冲洗和止血　用生理盐水冲洗创面，压迫止血，上牙周塞治剂。

（8）术后护理　24小时内手术区不刷牙，可进软食。可用0.12%氯己定含漱液，每天2次，以达到术后控制菌斑的目的。一般不用内服抗菌药。5～7天复诊，除去牙周塞治剂。若创面较大，尚未愈合，必要时可再敷牙周塞治剂1周。

（二）牙冠延长术

当牙龈缘位置相对正常，牙槽嵴较高或突起时，单纯牙龈切除修整将造成生物学宽度改变，则应选择牙冠延长术。

牙冠延长术是通过手术的方法，降低龈缘的位置、暴露健康的牙齿结构，使临床牙冠加长，从而利于牙齿的修复或解决美观问题。通过牙冠延长术可解决以下问题。

（1）牙折裂达龈下或龈下边缘不足，影响牙体预备，取印模及修复者。

（2）龋坏达龈下，影响治疗或修复。根管侧穿或牙根外吸收在颈1/3处，而此牙尚有保留价值者。

（3）破坏了生物学宽度的修复体，需暴露健康的牙齿结构，重新修复者。

（4）前牙临床牙冠短，笑时露龈，需改善美观者。

牙冠延长术的基本方法是用翻瓣术结合骨切除术，降低牙槽嵴顶和龈缘的高度，从而延长临床牙冠，同时保持正常的生物学宽度。根据附着龈的宽度，牙冠延长术又分为"牙龈切除术＋翻瓣骨切除术"和"根向复位瓣＋骨修整术"两种。当附着龈足够宽，切除牙龈延长临床牙冠后仍能保证附着龈足够宽度，不影响牙周健康时，可选择"牙龈切除术＋翻瓣骨切除术"；当附着龈宽度有限，切除牙龈后附着龈宽度将不足，可能造成牙龈退缩，影响牙周健康时，则须选择"根向复位瓣＋骨修整术"。腭侧没有牙槽黏膜，该侧龈瓣不能行根向复位，因此，腭侧需要牙冠延长时均采用"牙龈切除术＋翻瓣骨切除术"。

术后修复的时机：牙冠延长术后修复体的制作，应待组织充分愈合、重建后再开始，不宜过早。术后4～6周组织愈合，龈缘位置基本稳定，手术后1～2周时先戴临时冠，永久修复体在术后6周再制作，涉及美容的修复应至少在术后3个月开始。如果过早修复，往往会干扰组织的正常愈合，并在组织充分愈合后导致修复体边缘的暴露。

二、牙根面覆盖术

牙龈退缩可造成牙根暴露，角化龈变窄，影响美观和牙周健康。除了防止根面龋和根面敏感、利于菌斑控制之外，牙根面覆盖手术的主要目的是满足牙周美学的需求。

牙龈退缩的主要原因有：①菌斑造成的牙龈炎症；②刷牙创伤；③牙齿排列异常，唇颊侧骨和龈组织过薄。在实施手术之前应评估以上病因是否得到控制或消除。

根面覆盖的方法主要有带蒂软组织瓣转移术和游离软组织移植术。带蒂软组织瓣转移术包括：①侧向转位瓣术、双乳突转位瓣术等转瓣术；②冠向复位术及各种改良的冠向复位瓣术。以上转瓣术都可结合牙周引导再生术，即在瓣和根面之间加入屏障膜。游离软组织移植术包括：①游离龈（上皮）移植术；②游离结缔组织瓣移植术。

（一）带蒂软组织瓣转移术

1. 侧向转位瓣术　是利用相邻牙的健康牙龈形成带蒂的龈黏膜瓣，向牙龈退缩病变区转移、以覆盖裸露根面的手术方法（图5-7）。包括单乳突侧向转位瓣术、双乳突侧向转位瓣术等。该方法适用于个别牙的唇颊侧较窄的牙龈退缩，并能侧向转移以覆盖裸露的根面。

当牙根暴露区的近远中径太宽，单侧瓣太窄不能完全覆盖时，则可在近中或远中邻牙各转一带乳头瓣，两瓣在受瓣区中线处缝合，此转移瓣法称为双乳头转位瓣术。

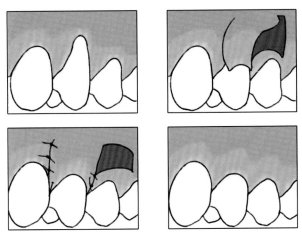

图5-7　侧向转位瓣术

2. 冠向复位瓣术　黏膜具有弹性，因此黏膜瓣可以跨过膜龈联合向冠方移动，从而帮助覆盖根面。利用冠向复位瓣术可覆盖单个或多个牙根（图5-8）。该式式适合于较浅的牙龈退缩。根据牙龈退缩范围等情况还可选择半月形冠向复位瓣术等改良的冠向复位瓣术覆盖根面。

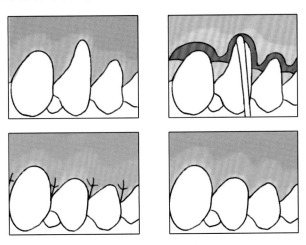

图5-8　冠向复位瓣术

（二）游离软组织移植术

在邻近牙龈退缩区域没有足够的供体或需要增厚边缘龈组织时，即选择游离软组织移植术，将自体健康的角化黏膜组织移植到患区来覆盖暴露的根面（图5-9）。该手术可用于覆盖单个牙根或多个牙根面。除了用于覆盖牙根外，该手术也可用于增宽附着龈、加深前庭沟。游离软组织可以是腭部咀嚼黏膜的上皮组织，也可以是上皮下结缔组织。

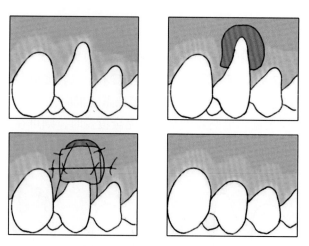

图5-9 游离结缔组织瓣移植术结合冠向复位瓣术

三、缺牙区牙槽嵴重建的手术

拔牙、严重的牙周炎以及外伤等都可能造成缺牙区牙槽嵴缺损、形态异常。其缺损的多少取决于缺失牙齿的牙根大小结构、牙槽骨丧失量等。Seibert将牙槽嵴缺损分为三型:

Ⅰ型: 牙槽嵴颊舌向组织缺失(宽度丧失),冠根向高度正常。

Ⅱ型: 牙槽嵴冠根向组织缺失(高度丧失),颊舌向宽度正常。

Ⅲ型: Ⅰ型和Ⅱ缺损均存在,即牙槽嵴高度和宽度均缺失。

为了有利于固定修复、避免过长的临床牙冠,以达到粉白美学比例,可以根据情况采用许多方法来重建缺损的牙槽嵴,包括: ①带蒂软组织瓣转移术; ②游离软组织瓣移植术; ③植骨术,包括自体骨移植和使用骨替代品。

手术和修复治疗之前,需要从牙周健康和修复两方面考虑所需达到的美学效果。手术方式的选择不仅取决于牙槽嵴缺损的类型,还须考虑手术修复缺损所需的组织量。

四、系带修整成形术

系带是黏膜折叠所形成的,其中通常包含肌纤维。如果系带附着位置过于靠近龈缘,则当唇或颊活动时可牵拉龈缘,较易造成牙齿间隙或牙龈退缩,也会影响唇形和微笑,因此应进行系带修整术或系带切除术。前者是将系带切断以改变其附着的位置,不致妨碍龈缘;而系带切除术则将系带连同它与骨面的联系一起切除,如上颌中切牙之间因粗大的唇系带相隔而出现较大间隙(图5-10),此时可用系带切除术。

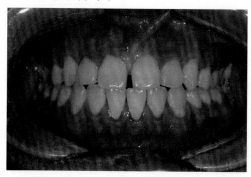

图5-10 上唇系带粗大

(一)适应证

适用于系带附着位置过于靠近龈缘,牵拉龈缘,造成牙龈退缩者;系带粗大并附着至龈缘处,致使上中切牙出现间隙,或影响唇形者。

(二)手术步骤

步骤: ①局部浸润麻醉。②用止血镊夹住系带,作横切口;或者在系带附丽的两侧作V形切口。③钝分离创口下的纤维组织，使系带完全松弛，创口呈菱形。④沿系带纵形方向作间断缝合，若张力大可作褥式缝合。压迫止血。⑤1周后拆线。

自 测 题

1. 每个牙的龈缘都呈弧线型，其最根方的点称为（　　　）
   A. 牙龈顶点　　　　　B. 牙龈最高点
   C. 牙龈最低点　　　　D. 龈缘点
   E. 以上均不正确

2. 下列对美学修复过程描述正确的是（　　　）
   A. 修复体边缘可以侵犯生物学宽度
   B. 修复体设计不用考虑是否利于菌斑控制
   C. 修复体的外形可随意设计
   D. 修复体接触区颊舌径不宜过大
   E. 修复体可以具有过突的外形高点

3. 牙冠延长术如果涉及美容修复，至少在术后（　　　）开始。

A. 1个月　　　B. 2个月　　　C. 3个月
D. 4个月　　　E. 5个月

4. 牙周治疗的整体目标是（　　　）
   A. 控制菌斑和消除炎症
   B. 恢复牙周组织的功能
   C. 恢复牙周组织的生理形态
   D. 维持长期疗效、防止复发
   E. 以上均是

5. 龈沟底至牙槽嵴顶之间约（　　　）的恒定距离称为生物学宽度。
   A. 1mm　　　B. 2mm　　　C. 3mm
   D. 4mm　　　E. 5mm

（夏德薇）

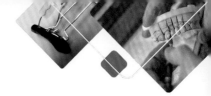

第**6**章
椅旁牙体美学修复

椅旁美学修复技术可以在临床上直接完成治疗，就诊次数少，甚至一次就诊即可完成治疗，也不用制取印模转送技工室，此类治疗方法尤其适用于需要即刻恢复美观、临时性美学修复、就诊不便的患者，具有速度快、效率高、椅旁一次完成的优势。近年来，随着椅旁美学修复材料及设备的发展，椅旁美学修复技术亦不断进步，美学修复效果不断提高，CAD/CAM技术使椅旁美学修复愈发完善，只要适应证选择恰当，凭借临床口腔医师娴熟的操作技术，椅旁牙体美学修复可获得很好的口腔美学治疗效果。

第 1 节　椅旁牙体颜色美学修复

对于轻度的牙齿变色，牙齿脱色漂白技术可以快速改善牙齿颜色；若在牙齿变色的同时伴有牙齿结构、形态的改变，可以选择椅旁树脂贴面或CAD/CAM瓷修复技术，一次性就诊即可恢复牙齿的美白效果。

一、脱色漂白美学修复术

脱色漂白美学修复术是指通过漂白剂作用于牙面改变由疾病、药物、年龄增长、吸烟、食物或饮料等原因导致的牙齿着色的一种美学方法，简称牙齿漂白技术。该技术不需要大量磨除牙体组织，操作简便，是短期内能够改善牙齿颜色、恢复牙齿美观的一种相对安全有效的方法。

（一）脱色漂白美学修复术的适应证

1. 局部外源性着色牙　最常见的牙齿变色是由于黑色食物、饮料、烟草等在产色细菌作用下产生的有色物质附着于牙面造成的。

2. 局部内源性着色牙　龋病、继发龋、牙内吸收等导致的局部内源性着色，需要先去除病灶，用30%的过氧化氢从髓腔内漂白脱色，减轻部分着色，力求与邻牙色差降低后，再配合贴面、冠修复。

3. 全身因素导致着色牙　氟牙症着色后尚无明显牙釉质缺损情况下，可采用漂白脱色法。

（二）脱色漂白美学修复术的非适应证

脱色漂白美学修复技术的非适应证：①当牙面有着色的缝隙，漂白不能达到缝隙深处，可采用贴面或全冠修复。②若着色过深并伴有牙釉质缺损，则需脱色后贴面治疗。③重度变色牙，单纯漂白不能完全改善变色，应选用其他修复治疗。④已做过修复的牙齿，修复材料会阻止漂白剂深入，且两者易起化学反应。⑤有隐裂的活髓牙、严重牙周疾病、牙根暴露、患者自述敏感等不适合漂白术。⑥妊娠及哺乳期妇女、对漂白药物过敏者。⑦依从性差的患者、对漂白的期望值过高者。

尽管脱色漂白美学修复术在临床运用的适应证、安全性方面都有一定的局限性，但由于其见效快、操作简便、费用低等优点，只要正确选择适应证和漂白方法、规范操作、控制漂白剂的使用剂量和使用时间，均可达到令人满意的效果。

（三）脱色漂白方法

牙齿脱色漂白主要分为外漂白和内漂白两种。外漂白技术是将漂白剂置于牙齿表面进行漂白。外漂白技术依据完成治疗地点不同分为诊室内漂白术和家庭漂白术。内漂白技术又称无髓牙漂白术或诊间漂白术，是将漂白剂置于打开的牙髓腔内进行漂白治疗，可与外漂白技术联合使用来改善重度的牙齿变色。

1. 外漂白技术

（1）诊室内漂白术 通常将含高浓度过氧化氢的漂白剂涂布于牙齿表面，在辅助装置的催化作用下加速过氧化氢与色素的氧化还原反应，使色素分解，快速美白牙齿。诊室内漂白术常用的辅助装置有冷光源、激光、红外线等。激光装置通过热效应促进漂白，但易刺激牙髓组织；冷光源照射温度低，对牙髓组织损伤小，因此在临床上应用更加广泛（图6-1～图6-3）。

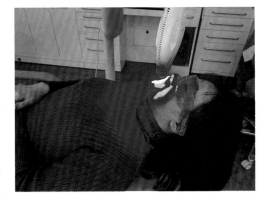

图6-1 冷光源漂白

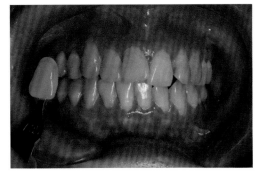

图6-2 冷光源漂白前比色

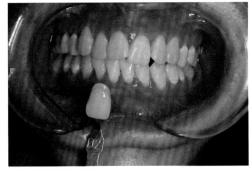

图6-3 冷光源漂白后比色

大部分患者在术中或术后出现轻中度牙齿敏感，但不适症状一般在24小时内消失。在漂白前使用3%硝酸钾以及0.11%氟化物的脱敏剂可以有效预防牙齿敏感的发生。漂白术后常可观察到牙面出现局部白垩现象，提示牙釉质表层出现脱矿，唾液的再矿化作用可使其恢复。

（2）家庭漂白术 又称夜间漂白技术或托盘漂白术，通常采用10%～15%过氧化脲作为漂白剂。过氧化脲在使用过程中分解释放过氧化氢起到漂白作用。由于漂白剂的浓度低，漂白效果相对缓慢，因而家庭漂白术的治疗时间较长，患者要有良好的耐心和依从性。由于其操作简便，口腔医师的椅旁操作时间短，患者就诊次数少，漂白效果稳定，可同时对全口牙齿进行漂白，逐渐在临床上得以推广。

家庭漂白术的疗效与漂白的时间和剂量有关，取决于每天戴托盘的时间、治疗天数、患者自身的牙齿条件以及色素对漂白剂的敏感性等因素。现在亦有建议其与诊室内漂白术联合使用，以期达到更为满意的颜色改变。

2. 内漂白技术 是在牙髓腔内放置漂白剂进行漂白治疗的一种方法。主要适用于因外伤、牙髓炎导致的死髓牙以及根管治疗后的无髓变色牙，也可与外漂白技术联合使用来改善重度的牙齿变色。临床上常使用过硼酸钠与水或3%～30%过氧化氢的混合糊剂、10%过氧化脲等作为漂白剂。

内漂白技术的主要并发症为牙齿再着色和牙颈部外吸收。对于所有漂白治疗方法，都会发生再着色的现象。牙齿再着色的发生受许多因素影响，如漂白方法、漂白浓度、食物因素、年龄因素等，一般情况下外漂白技术比内漂白技术更加容易发生，如发现再着色可重新进行漂白，若效果仍然不理想可考虑行其他修复方式。

二、其他修复技术

椅旁CAD/CAM贴面和全冠修复技术也可用于椅旁牙体颜色美学修复。CAD/CAM树脂或贴面可以修复大多数变色牙，其美观效果更好，不仅可以改变着色问题，也可以修复间隙、牙面磨耗、缺损等。对于重度着色的修复效果更好，不易反弹着色。当牙体重度着色或牙釉质发育不全，漂白和贴面不能满足修复要求时，可以采用椅旁CAD/CAM贴面和全冠修复技术。

第2节 椅旁牙体外形美学修复

牙体外形缺损的修复方法的适用范围包括牙间隙过大、牙体缺损、牙体磨耗等影响患者口面部形态美学的牙体缺损。

一、椅旁牙体外形美学修复适应证

（一）牙间隙过大

从医学角度来说，牙间隙并非一种疾病，只是前牙间隙明显影响美观，而且对患者的发音、口腔健康等也有较大的影响，因此患者对于前牙间隙都有修复的迫切需求。导致牙间隙产生的因素以发育性、生理性和病理性因素较为常见，包括前牙错位造成的间隙；牙龈退缩或牙槽骨吸收导致的前牙散在性间隙；前牙邻面龋损形成的间隙；牙齿形态畸形或过小造成的间隙；牙齿先天缺失没有及时修复，致邻牙向缺隙侧倾斜移位，形成的间隙；外伤和医源性等因素所致的间隙等。

（二）牙体缺损

牙体缺损是临床上最常见的口腔疾病之一，牙体缺损最主要原因是龋病，同时，牙外伤、磨耗等也可导致缺损。牙体硬组织缺损伴发牙齿断面着色、牙齿敏感。不及时治疗会导致牙髓病、根尖周病、牙周病，严重时可导致颞下颌关节疾病。影响患者的口腔组织健康、发音功能及容貌美观。患者求修复缺损，其主要诉求并不是完全因为牙齿疼痛，更多的是对美观的要求。

（三）牙体磨耗

牙体磨耗是指在没有菌斑、龋坏和外伤的情况下，牙齿在咀嚼和非咀嚼运动过程中，由于牙面之间摩擦、牙面与食物之间摩擦，导致牙体硬组织的丧失。

二、椅旁牙体外形美学修复方法

临床常用的椅旁牙体外形美学修复方法包括光固化复合树脂修复术、复合树脂或瓷贴面修复术。每种方法均各有其优缺点，要获得满意的效果，要针对患者实际情况选择合适的修复方式。

（一）光固化复合树脂修复术

光固化复合树脂修复术具有不易引起牙周损伤；正常牙体组织预备量少，患者无明显不适感；无需特殊设备，操作方便；费用低、可即刻完成治疗的特点，在前牙美学修复中得到了广泛应用。尤其对于不能接受大量备牙或者希望即刻达到美观效果者，光固化复合树脂修复术是首选修复方案。

1. 光固化复合树脂修复术适应证

（1）龋病、外伤、磨损等原因造成的牙体硬组织缺损。

（2）牙齿色泽、形态、结构异常。

（3）牙齿排列异常。

（4）不良修复体的修复。

2. 光固化复合树脂修复术非适应证

（1）咬合关系异常，患牙缺损部位承受过大咬合力。

（2）患牙局部无法进行隔湿操作。

（3）剩余牙体组织过少，不能为树脂提供足够的固位力者。

3. 修复流程

（1）术前沟通　口腔检查、拍照留档（图6-4），与患者沟通治疗计划，了解患者期望值，告知患者预期修复效果。

（2）牙体预备　应去净腐质和变色的牙体组织，防止继发龋引发充填物边缘着色。基于牙体、牙髓、牙周组织的健康，分析设计修复空间，确定牙体预备量（图6-5）。

（3）牙齿表面处理　用37%的磷酸酸蚀牙体表面30秒，充分冲洗酸蚀部位，干燥，涂抹粘接剂。

（4）树脂充填　采用分层技术进行树脂充填（图6-6）。

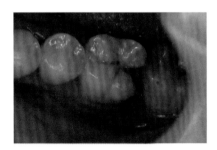
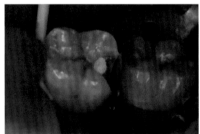
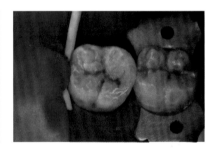

图6-4　牙体缺损治疗前　　　　图6-5　牙体预备　　　　图6-6　树脂充填后

（二）美学贴面修复术

贴面是在保存活髓、尽量少磨牙的情况下，采用粘接技术在牙齿表面覆盖一层修复材料，以恢复牙齿的正常形态和色泽的修复方法。根据常用的修复材料美学贴面修复术可分为复合树脂贴面修复术和瓷贴面修复术。

1. 复合树脂贴面修复术

（1）复合树脂贴面修复术适应证　①前牙牙体缺损，适用于因龋病、外伤导致的缺损较小牙体修复。②轻、中度釉质缺损，伴有牙体缺损和颜色异常。③变色牙、氟斑牙、轻中度四环素牙、单个死髓变色牙。④牙间隙、错位牙、畸形牙。

（2）出现下列情况慎用复合树脂贴面修复术　①唇面严重磨损无间隙，咬合过紧者。②牙列严重不齐、上颌牙唇向错位、前牙反𬌗者。③患者有夜磨牙、咬硬物等口腔不良习惯者。

2. 瓷贴面修复术

（1）瓷贴面修复术的适应证　①漂白效果不佳的染色牙或变色牙。②氟牙症。③牙釉质发育或钙化不全。④牙间隙增大。⑤前牙形态异常。⑥切牙的切缘缺损。⑦扭转牙、错位牙。⑧中线偏移的牙。⑨牙齿唇颊面隐裂，无牙髓炎和根尖周病症状。⑩轻度牙齿排列不齐的牙面凸度调整。

（2）瓷贴面修复术禁忌证　①咬合过紧和重度夜磨牙。②无足够粘接面积的患牙。③大面积缺损深达牙本质。④牙根暴露过多，牙骨质粘接力差者。

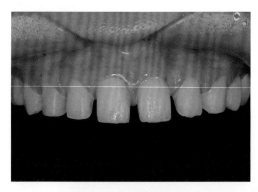

图6-7 贴面修复前

（3）美学贴面修复术修复流程

1）术前沟通：口腔检查、照相留档（图6-7），与患者沟通治疗计划及了解患者期望值。

2）术中操作：预备牙面，均匀磨除牙釉质，无倒凹就位，线角圆钝，适当调磨咬合接触区；贴面成形（可有树脂堆塑、成品树脂贴面、瓷贴面）；修整抛光，调整咬合（图6-8，图6-9），嘱患者勿用修复后的牙咬食物。

3）定期复诊：观察修复体是否有边缘着色、缺损、脱落等。

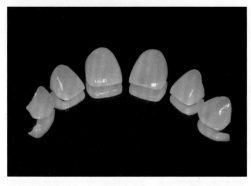

图6-8 贴面

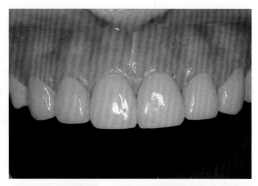

图6-9 贴面修复后

第3节 椅旁CAD/CAM牙体修复技术

椅旁CAD/CAM牙体修复技术是指临床完成牙体预备后，直接运用椅旁CAD/CAM系统采集口内数据（图6-10），然后运用计算机辅助设计并制作完成修复体的技术。一般仅需30～60分钟即可完成，患者一次就诊就可戴上修复体。椅旁CAD/CAM系统制作全瓷修复体，主要包括数字化模型的制备、计算机辅助设计和计算机辅助制作三个过程。

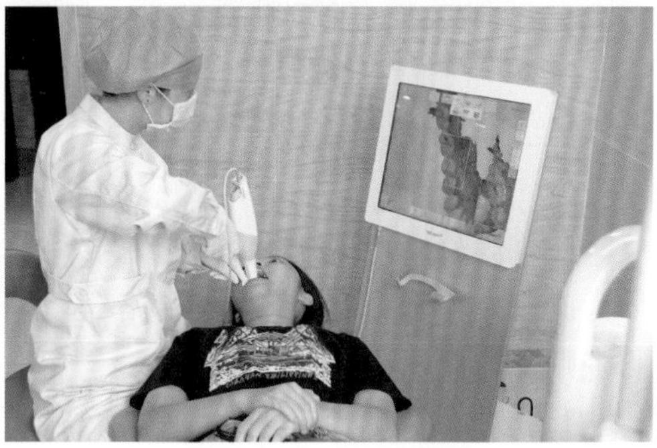

一、数字化模型的制备

口腔牙颌模型能够真实地重现牙列及口腔三维解剖形态，广泛应用于口腔正畸学诊断、治疗方案制定以及正畸矫治器制作，是辅助正畸医师诊疗患者的重要工具。制备一个尺寸稳定、精确度高、模型清晰、表面无缺陷的模型是口腔诊疗中非常关键的一个步骤。传统石膏模型还存在易磨损、易丢失、物理存储空间大等缺点。

图6-10 口内扫描

近年来，随着计算机技术的飞速发展，数字化模型的出现改变了传统石膏模型的制备存储模式。口腔数字化模型是指通过三维扫描设备获取牙颌表面或牙颌石膏模型表面一系列离散点的空间三维坐标数据，在此基础上进行数据处理和曲面重建，获得一个接近原型、包含形状信息的三维数字化牙颌模型。相对于传统的石膏模型，数字化模型具有以下优势：

（1）数字化模型相较于传统石膏模型所需存储空间较小、易于保存，无需大量的物理储存空间。

（2）数字化模型便于长期保存和查找，不易受到损坏和丢失，并能够快捷进行共享。

（3）在模型分析方面，三维扫描技术可以快速得到可视化的数字模型，在计算机软件平台上进行分析测量，相较于传统的石膏模型更加便捷与准确。

（4）临床应用上，可将数字化模型数据转化为STL、STP等格式，进入3D打印系统进行打印获得实体的研究诊断模型。

扫描步骤：①先扫描下颌牙列，从最后一颗磨牙𬌗面开始扫描，逐步扫至前牙舌侧，经前牙至对侧磨牙𬌗面；②从对侧磨牙𬌗面转至磨牙舌侧，扫描至对侧，注意和𬌗面相连接；③从舌侧扫描完毕后缓缓转入到唇颊侧；④最后检查有没有地方需要补扫；⑤再以同样方法扫描上颌牙列（图6-11），注意扫描区域应包括腭部结构；⑥最后扫描上下颌咬合关系，嘱患者轻轻咬合，否则可能会出现咬合穿通，或无法获得正确咬合关系。

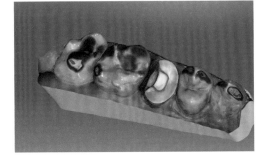

图6-11　上颌局部数字模型（牙体预备后）

扫描咬合的时候，要求患者轻轻咬住上下颌牙列牙。对齐完成后检查咬合是否正常。同时，需要把多余的软组织进行去除，否则在扫描咬合时会影响精度。

二、计算机辅助设计

完成取像后，计算机自动生成预备体的数字化模型，包含了邻牙、对颌牙和邻面接触等信息。然后在计算机图像软件的辅助下，循着预备体的边缘画出边缘线，由计算机根据对颌牙、邻牙的形态，以及数据库信息合成修复体。然后医师可以利用软件从不同角度检查修复体，进一步对修复体的解剖外形、咬合和邻面接触等进行设计修改，直至满意为止（图6-12～图6-14）。

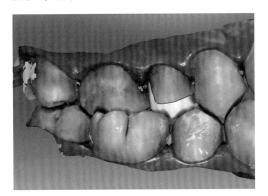

图6-12　修复体设计（颊面观）

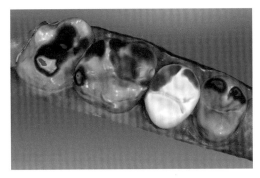

图6-13　修复体设计（𬌗面观）

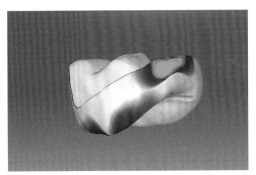

图6-14　数字化修复体

三、计算机辅助制作

设计完成后，根据计算机显示屏上显示的瓷块号码选择瓷块，将瓷块放入加工制作室加工，计算机会将设计完成的修复体信息传输至数控碾磨机，制造最终修复体（图6-15～图6-17）。

修复体完成后当天即可在口内试戴，进行必要的调磨至修复体完全就位。检查修复体的外形，边缘密合度，邻面接触，接触点的形态、位置与松紧，调整各个位置的咬合关系，改动不大者可在高度抛光后粘接（图6-18，图6-19）。

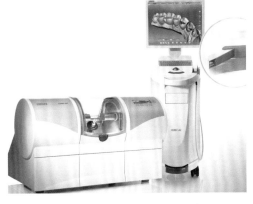

图6-15　椅旁CAD/CAM系统

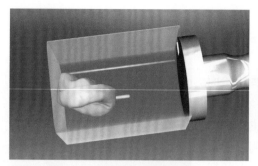

图6-16 选择瓷块进行研磨

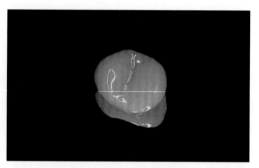

图6-17 制作成修复体

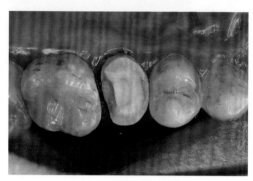

图6-18 修复体粘结前

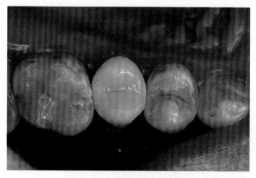

图6-19 修复体粘结后

椅旁CAD/CAM牙体修复的优势与未来是很有潜力的。有研究比较了使用数字印模配合CAD/CAM系统加工的修复体与传统加工所得修复体边缘合适性，发现数字印模配合CAD/CAM系统加工出的修复体边缘合适性方面表现更佳。数字化存储和传输使得多环节治疗得以简化和标准化。椅旁CAD/CAM牙体修复拥有一次性就诊完成全部修复治疗过程的巨大优势，可以节省患者、口腔医师大量的时间，提高就诊效率。

医者仁心

医者仁心护高原
——"马背院士"吴天一

1958年，吴天一响应祖国号召来到青海。在巍巍昆仑、皑皑雪域，他目睹许多高原建设者病倒甚至牺牲。当时国内的高原医学研究还是一片空白，他便下定决心开拓这一领域。在没有任何经验可以借鉴的情况下，吴天一不仅要克服自身头痛、胸闷、失眠等高原反应，还要频繁出入高寒地带，爬冰卧雪，为牧民治病、收集生理病理数据。从事田野调查多年，在强烈的紫外线影响下，他40多岁时双眼就罹患白内障，后来做手术植入人工晶体；他设计了一座高低压实验氧舱，并主动进行首次人体模拟实验，实验中由于气压变化过快，他的鼓膜被击穿，听力严重受损；他和战友们一起在"生命禁区"坚守，曾经数次与死神擦肩而过，全身有14处骨折……凭借着这股韧劲，吴天一的高原医学研究取得了一系列开创性成果。青藏铁路建设期间，他主持制定一系列高原病防治措施和急救方案，创造了铁路建设工人无一例因高原病致死的奇迹，被称为"生命的保护神"。

自　测　题

1. 下列对椅旁牙体美学修复的描述不正确的是（　　）
   A. 速度快
   B. 效率高
   C. 椅旁一次完成
   D. 是理想的修复方式
   E. 就诊次数多、时间长
2. 下列对脱色漂白美学修复术描述不正确的是（　　）
   A. 需要大量磨除牙体组织
   B. 对牙损伤小
   C. 操作简单
   D. 过氧化氢是漂白剂的一种
   E. 是一种相对安全的方法
3. 以下哪种情况不适宜用脱色漂白美学修复术（　　）
   A. 药物、烟草引起的牙面变色

B. 龋齿导致的内源性着色
C. 氟牙症着色后尚无明显牙釉质缺损的情况下
D. 重度变色牙
E. 患者依从性好

4. 椅旁牙体外形美学修复的方法有（　　）
   A. 光固化复合树脂修复术
   B. 复合树脂贴面修复术
   C. 瓷贴面修复术
   D. 椅旁CAD/CAM牙体修复技术
   E. 以上均是
5. 椅旁CAD/CAM牙体修复技术包括的过程有（　　）
   A. 取光学印模　　　　B. 取硅橡胶印模
   C. 计算机辅助设计　　D. 计算机辅助制作
   E. A+C+D

（夏德薇）

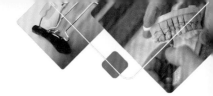

第 **7** 章
牙颌面畸形的美容正畸

不同类型错𬌗畸形对颜面部美观产生不同影响，而且对患者心理也会产生一定影响，甚至出现自卑、抑郁等严重心理问题。正畸医师可以根据患者错𬌗畸形的发生机制，制定合理矫治方案，采用合适矫治器，帮助患者纠正各种错𬌗畸形，并产生较好的美学效果。

第 1 节　错𬌗畸形对颜面部美学的影响

一、口颌面协调六要素

20世纪60年代末，Andrews研究了120名未经治疗的正常恒牙列，提出了正常𬌗六项标准，并设计出直丝弓矫治器。20世纪80年通过对矫治边界的思考，发现并定义了WALA嵴，提出了牙弓诊断的方法。同时，Andrews提出兼顾面部美观和口颌系统的健康，不仅要着眼于牙齿排列和咬合关系，还应考虑牙齿、颌骨和颜面的协调，形成了Andrews口颌面协调六要素理论体系，为构建颜面部美观提供了理论基础。完整的口颌面协调六要素涉及牙弓、颌骨、颏部以及咬合。

（一）要素Ⅰ——牙弓形态与长度

理想牙弓的特征（包括形状和长度），确保牙冠有适当倾斜度，邻接紧密达到良好咬合关系，上下牙弓匹配，牙弓内无拥挤（图7-1）。

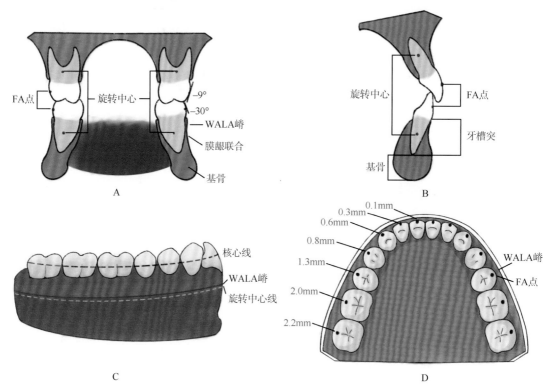

图 7-1　Andrews口颌面协调六要素（要素Ⅰ）

A、B. 每个牙牙根都在基骨中央，牙冠有一定的倾斜度。C. Spee曲线深度介于0～2.5mm，核心线长度相当于牙弓上所有牙齿的近远中径之和。
D. 从咬合面看，下颌牙弓内每个牙邻接紧密，FA点到WALA嵴距离从磨牙处到切牙处逐渐减小
WALA嵴：指紧贴下颌膜龈联合稍上方的软组织带，基本在牙齿旋转中心水平面上；FA点：上中切牙冠唇面中心点；Spee曲线：是连接下颌切牙的切缘、尖牙的牙尖、前磨牙的颊尖以及磨牙的近远中颊尖的连线

（二）要素Ⅱ——颌骨矢状向关系

以要素Ⅰ为前提，Andrews认为在正常美观人群中，FA点落在目标前界线（GALL线）上，且下颌切牙与上颌切牙有良好的咬合接触关系（图7-2）。

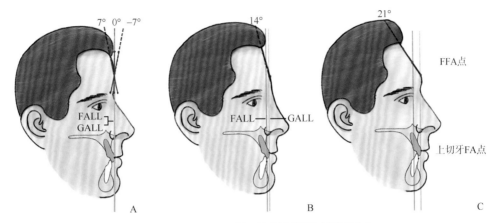

图7-2　Andrews口颌面协调六要素（要素Ⅱ）

A. 当前额倾角介于−7°~+7°，则GALL线和FALL线重叠；B. 当前额倾角大于+7°时，每增加1°，则GALL线较FALL线前移0.6mm；C. GALL线前移不得超出软组织眉间点

FFA点：即前额中心点，它是侧面观察临床前额的中点；GALL线：指一条与头部冠状面平行且代表了上颌理想前界的线；FALL线：指过FFA点与冠状面平行的线，作为前额的前界限

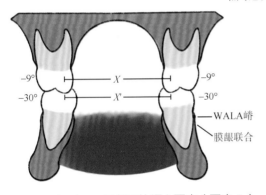

图7-3　Andrews口颌面协调六要素（要素Ⅲ）

（三）要素Ⅲ——颌骨水平向关系

在上下牙弓满足要素Ⅰ的前提下，上颌基骨宽度与下颌相匹配（图7-3）。

（四）要素Ⅳ——颌骨垂直向关系

颌骨垂直向位置关系：确保软硬组织面高协调，𬌗平面有适当的倾斜度（图7-4）。

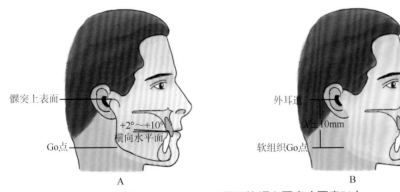

图7-4　Andrews口颌面协调六要素（要素Ⅳ）

A. 满足要素Ⅰ时，上颌中切牙的上下位置与上唇下缘相协调。侧面观，咬合面的倾斜度相对于横向水平面向后上倾斜+2°~+10°；B. 下颌前后面高介于面中1/3高度±10mm以内

Go点：指下颌角点

（五）要素Ⅴ——颏部突度

理想的颏部突度，良好的颏部硬组织外形以利于面型美观（图7-5）。

（六）要素Ⅵ——咬合关系

牙弓中没有间隙，没有旋转的牙，Spee曲线深度正常。下颌骨处于关节窝的正中关系位，享有生理性的合理运动，且有3～5mm的息止颌间隙（图7-6）。

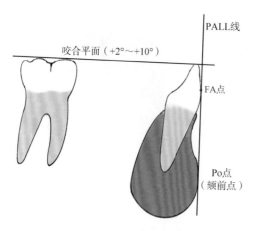

图7-5　Andrews口颌面协调六要素（要素Ⅴ）

PALL线：指颏前点的前界线，是下颌正中矢状面上的一条线，垂直于咬合平面（咬合面的倾斜度相对于横向水平面+2°～+10°）。下颌颏部硬组织理想的前后突度：颏前点位于PALL线上，并穿过下颌中切牙的FA点

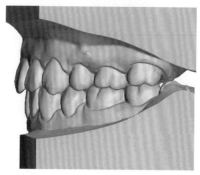

图7-6　Andrews口颌面协调六要素（要素Ⅵ）

二、错𬌗畸形对颜面美学的影响

错𬌗畸形不仅对牙列及面部美观产生较大影响，而且对患者心理也有一定影响，有的人甚至出现了自卑、抑郁等严重心理问题。根据错𬌗畸形产生的机制与严重程度，可将错𬌗畸形分为以下三类。

（一）个别牙齿错位

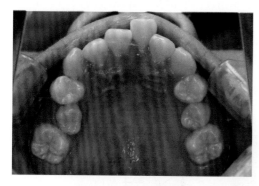

图7-7　个别牙齿错位

例如，牙齿的唇（颊）向、舌（腭）向错位；近中、远中向错位；高、低位错位；易位、旋转、倾斜等（图7-7）。这类错𬌗畸形一般仅表现为牙齿不美观，而对面部美观影响较小。

上颌前牙位于牙列前端，在生活中容易受到关注。如果上颌前牙拥挤，不仅会影响前牙美观，还会引起前牙区食物残渣堆积进而导致牙龈炎症（图7-8）。如果上颌中切牙存在间隙（图7-9）、缺牙等问题，在微笑时可明显看到一条黑色的缝隙，非常不雅。

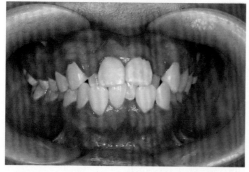

图7-8　前牙拥挤

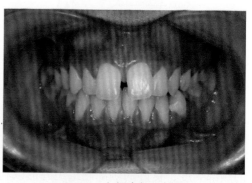

图7-9　上颌中切牙间隙

（二）牙弓形态和牙齿排列异常

1. **牙列拥挤** 多数错𬌗畸形常伴有不同程度牙列拥挤。重度拥挤的牙齿不仅会影响咀嚼功能及口腔卫生，微笑或说话时也会因错乱的牙齿给他人留下不好的印象（图7-10，图7-11）。有的患者因为牙齿不齐，而不愿意说话或者微笑。

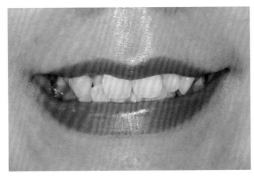

图7-10 前牙拥挤对微笑的影响

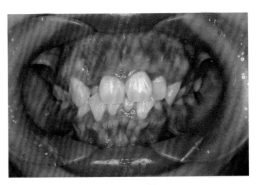

图7-11 前牙拥挤口内观

2. **牙列稀疏** 与牙列拥挤相反，牙列稀疏的病因在于骨量大于牙量。牙列存在间隙，不仅会发音不清，而且影响牙列美观。当牙齿暴露时，可见多处黑色空隙，易使人联想到老年人牙龈退缩、牙根暴露的口内景象，给人苍老、病态之感（图7-12）。严重牙周病患者，常因上前牙唇倾出现散在间隙，形成"龅牙"。

3. **牙弓狭窄** 牙弓狭窄主要发生在上颌，常表现为上颌磨牙宽度小于下颌磨牙宽度，上牙列拥挤，可伴有上颌前突或上颌发育不足等畸形（图7-13）。

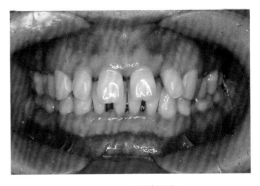

图7-12 牙列稀疏

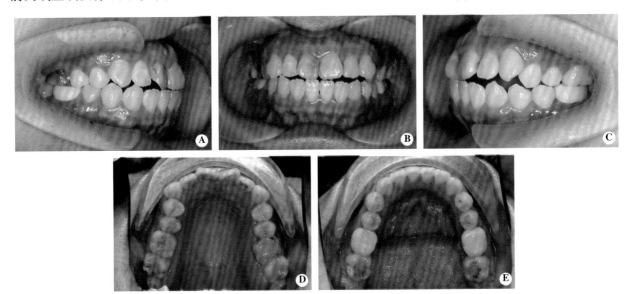

图7-13 牙弓狭窄

A. 口内右侧面观，磨牙关系中性，磨牙覆盖浅；B. 口内正面观，前牙覆𬌗覆盖浅，局部开𬌗，上颌磨牙宽度较下颌小；C. 口内左侧面观，磨牙关系中性，磨牙覆盖浅；D. 上颌𬌗面观，上颌牙弓中段塌陷，呈"马鞍形"；E. 下颌𬌗面观，下颌牙弓较为正常

（三）牙弓、颌骨、颅面关系异常

1. **前牙反𬌗** 俗称"地包天"，主要表现为下颌切牙覆盖在上颌切牙唇侧。根据病因可分为牙性、

功能性、骨性前牙反𬌗。

（1）牙性前牙反𬌗　单纯前牙反𬌗患者，侧貌一般无明显异常，但口内可见下切牙切端部分或全部遮盖住上切牙牙冠唇侧，上颌切牙腭向倾斜、下颌切牙唇倾或两者皆有（图7-14）。一般伴有上颌前牙拥挤，磨牙关系一般为中性。

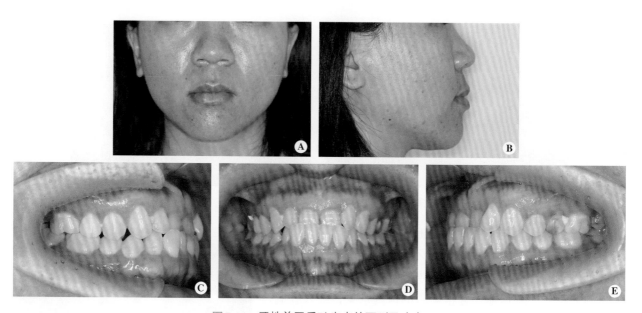

图7-14　牙性前牙反𬌗患者的面型及咬合

A.正面观，面中1/3稍凹陷；B.侧面较为正常，下唇少许外翻；C.口内右侧面观，磨牙关系近中；D.口内正面观，前牙反𬌗，上颌牙列拥挤；
E.口内左侧面观，磨牙关系中性

（2）功能性前牙反𬌗　表现为多数前牙反𬌗，牙尖交错位时，可见面中部1/3稍凹陷，下颌前突，呈凹面型（图7-15），下颌后退至切牙切对切关系时，面型明显改善（图7-16，图7-17）。但需注意的是，如果下颌前牙出现明显舌倾，上颌切牙唇倾，即使患者的下颌能够后退至切对切，也需诊断为骨性反𬌗，只能说明其存在部分的功能性因素。

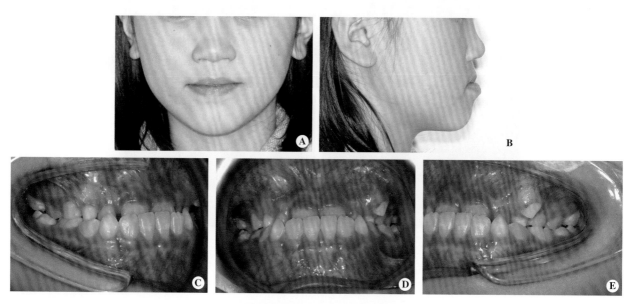

图7-15　功能性前牙反𬌗患者的面型及咬合

A.正面观未见明显异常；B.侧面观呈凹面型，可见上颌发育不足，下颌过度；C～E.为正中𬌗位时，
口内咬合关系，磨牙关系为近中，前牙反𬌗

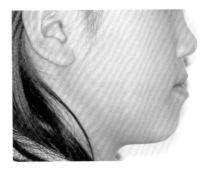

图7-16 下颌可退后至切对切,面型得到了改善

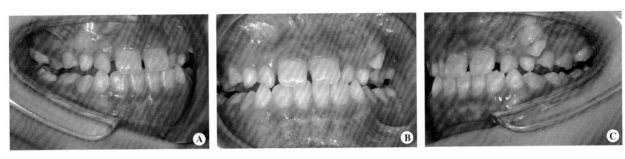

图7-17 功能性前牙反𬌗患者的下颌可较大范围后退

A.口内右侧面观,下颌后退后,后牙无接触;B.口内正面观,下颌后退后,前牙早接触;C.左侧后牙亦无法接触

(3)骨性前牙反𬌗 是前牙反𬌗最严重的一种类型,为颌骨形态发育异常、位置异常引起,口内表现为上前牙唇倾、下前牙舌倾。面部常因上颌骨不足、下颌骨发育过度,而呈"半月脸",见图7-18。骨性前牙反𬌗严重影响患者的面型和心理,甚至害怕被人取笑而不愿意跟人交往。因此应早期进行干预,部分严重的骨性前牙反𬌗需成人后行正畸外科联合治疗。

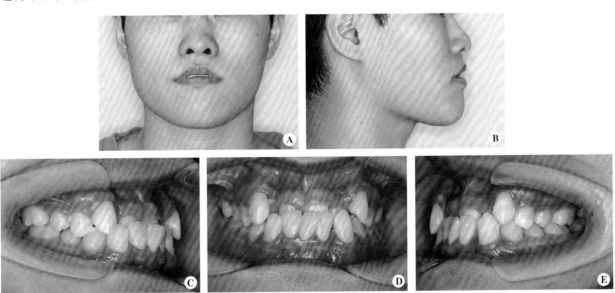

图7-18 骨性前牙反𬌗患者的面型及咬合

A.正面观,面中1/3凹陷;B.侧面观,凹面型,上颌后缩,下颌前突;C.口内右侧面观,磨牙关系稍近中;D.口内正面观,前牙反𬌗,上颌严重拥挤;E.口内左侧面观,磨牙关系稍近中

2. 前牙深覆盖 前牙深覆盖的临床表现为上下颌前牙切端矢状向距离超过3mm,上前牙唇向倾斜,向前突出。上下颌骨关系可以表现为上颌前突,或者下颌后缩,或者上颌前突合并下颌后缩。外

貌表现为鼻唇角较小，上唇外翻而短缩，多有"开唇露齿"，上下唇牙间不能自然闭合，常被称为"龅牙"。强迫闭合时，可见上唇上方与鼻底之间有明显的软组织隆起即肌紧张。微笑时会露出过多的牙龈，即"露龈笑"，见图7-19。

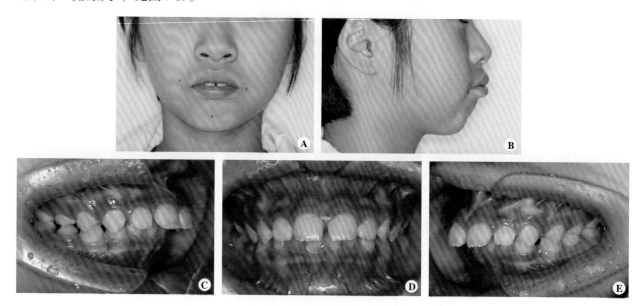

图7-19 前牙深覆盖患者的面型及咬合

A.正面观，开唇露齿，上下唇外翻；B.侧面观，凸面型，下颌后缩，颏唇沟消失；C.口内右侧面观，磨牙关系远中；D.口内正面观，上颌中切牙间存约2mm间隙，前牙Ⅲ°深覆盖，Ⅲ°深覆𬌗；E.口内左侧面观，磨牙关系远中

3. 前牙内倾性深覆𬌗 前牙内倾性深覆𬌗患者上颌切牙腭向倾斜，上下前牙区拥挤，面部主要表现为面下1/3高度不足，面部上、中、下三部分比例不协调，下颌颏部短小，下颌后缩，见图7-20。由于上颌前牙腭向倾斜掩饰了上下颌骨矢状不调，所以患者的面型往往未能表现出明显异常。但是微笑时，牙龈暴露量过大，严重影响容貌美观和心理健康。严重的深覆𬌗让上颌前牙完全遮住下颌前牙，并形成明显切端磨耗。

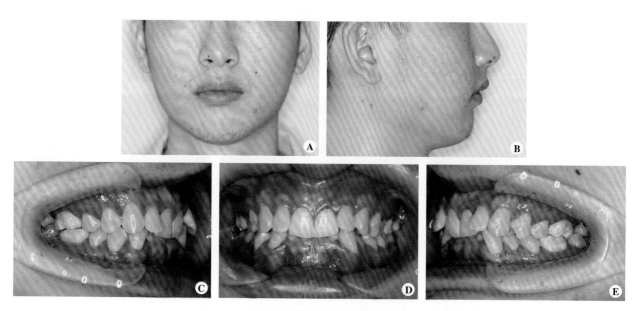

图7-20 前牙内倾性深覆𬌗患者的面型及咬合

A.正面观基本正常；B.侧面观，上颌正常，下颌后缩；C.口内右侧面观，磨牙关系中性，上颌前牙舌倾；D.口内正面观，前牙Ⅲ°深覆𬌗；E.口内左侧面观，磨牙关系中性

4. 双颌前突 双颌前突的患者常表现为口内牙齿排列整齐，咬合关系良好，但是上下前牙唇倾，牙槽突前突及上下颌骨矢状向及垂直向不调。由于硬组织前突，导致上下唇长度相对不足，双颌前突的患者常表现出"露龈笑"、"开唇露齿"等外貌特征。面下1/3较长，嘴唇用力闭合时，颏唇沟消失，颏部呈"橘皮"样外观，颏部发育不足，严重影响面部的美观，如图7-21所示。

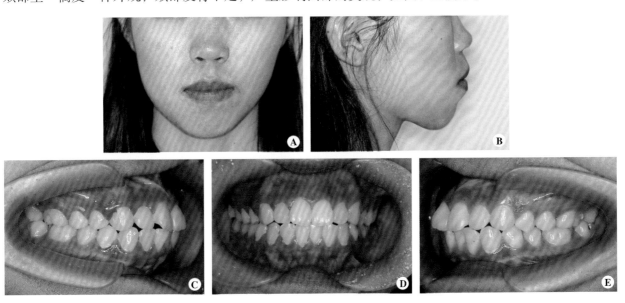

图7-21 双颌前突患者的面型及咬合

A. 正面观，面下1/3较长，口周肌肉紧张；B. 侧面观，凸面型，上颌前突、下颌后缩，颏唇沟消失；C. 口内右侧面观，磨牙关系中性；D. 口内正面观，上下牙列中线对齐，覆殆、覆盖浅；E. 口内左侧面观，磨牙关系中性

5. 前牙开殆 患者咬合时，只有后牙部分接触，而前牙没有咬合功能，呈楔形。侧貌主要表现为前面高增大，后面高减小，面下1/3高度明显加大，下颌角钝，窄长面型。严重前牙开殆患者上下唇肥厚，常不能自然闭合，下颌处于休息位时上下唇自然分开，却不见任何牙齿显露。闭唇时，口周肌肉紧张，颏唇沟消失，显现颏部明显发育不全，如图7-22所示。由于前牙区无法形成密闭空腔，患者一般无法发出爆破音。前牙开殆患者要特别注意检查颞下颌关节，注意髁突与关节窝之间位置关系及髁突边缘骨质的连续性。

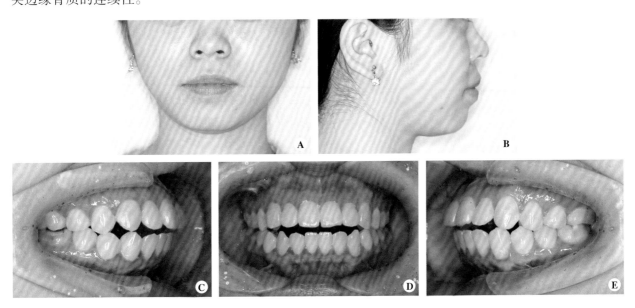

图7-22 前牙开殆患者的面型及咬合

A. 正面观，面下1/3较长；B. 侧面观，凸面型，下颌后缩，颏唇沟浅；C. 口内右侧面观，磨牙关系远中；D. 口内正面观，前牙开殆；E. 口内左侧面观，磨牙关系中性，上下前牙唇倾

6. 偏颌　颜面严重不对称会明显破坏面部美观，其中以下颌骨偏斜较为常见，临床多表现为单侧后牙反殆或锁殆，上下颌中线不一致，咬合面偏斜。一般情况下，颜面部上2/3正常，面下1/3不对称，颏部和下颌偏向反殆侧，正面观可见下颌整体偏移（俗称"歪嘴"），如图7-23所示。需注意的是，部分患者伴有微笑时口角偏斜症状，通过正畸方法很难给予矫正。

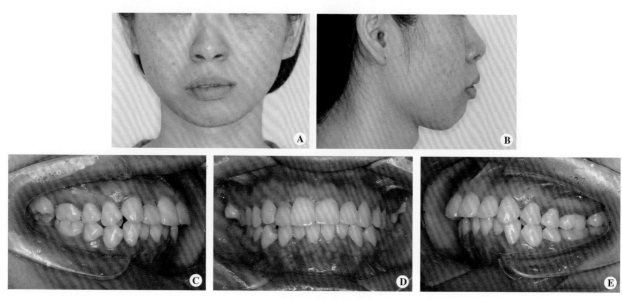

图7-23　偏颌患者的面型及咬合
A.正面观，下颌左偏，口角左高右低；B.侧面观，下颌前突，颏唇沟消失；C.口内右侧面观，磨牙关系远中，第二磨牙锁殆，前牙覆盖较大；
D.口内正面观，下颌中线左偏；E.口内左侧面观，磨牙关系完全远中

第2节　面部软硬组织生长发育对美学的影响

一、牙列与殆的发育

从美学角度来说，前牙排列整齐呈连续的弧形，适当的唇倾度、适度的前牙覆殆和覆盖及良好的中线为前牙美观的基础。良好咬合关系的建立，不仅有赖于牙齿的正常发育、萌出及功能，还有赖于牙槽骨、颌骨及整个颅面部的正常发育，也受颌面肌动力平衡及上呼吸道的影响。

一般从6周岁第一恒磨牙萌出起，乳牙开始脱落，恒牙相继萌出，上颌左右中切牙之间在萌出早期时出现间隙、上颌侧切牙初萌时牙冠向远中倾斜。这与未萌的邻牙牙胚压迫牙根有关。恒切牙萌出时出现轻度的拥挤，上下第一恒磨牙建殆初期可能为尖对尖咬合关系，上下切牙萌出早期出现前牙深覆殆。这些是儿童替牙殆期的"丑小鸭"阶段，对外貌会有短暂性的影响，部分儿童可能会因此不敢大张嘴、不敢大笑。但这些情况会随着替牙殆期结束而自行调整，故暂不需要矫治。

口腔不良习惯是引起错殆畸形的重要原因。有25%的错殆畸形是由口腔不良习惯导致的。有些儿童有吐舌习惯，常将舌头放在上下前牙之间从而形成开殆，因此前牙开殆间隙多呈与舌外形一致的楔形间隙，对面貌影响大。若儿童有咬铅笔、咬袖、啃指甲等咬物习惯，在咬物的位置上常呈局部小开殆。咬上唇，下颌常前伸，上前牙因唇肌张力过大，易形成前牙反殆。吮咬下唇，常造成上前牙腭侧压力过大而使上前牙前突，同时下切牙唇侧压力过大而使下切牙内倾，形成前牙深覆盖。有些儿童常因鼻咽部疾病而长期有口呼吸习惯，使得上前牙前突、上牙弓狭窄，下颌后缩，影响美观。

二、舌体的发育

正常情况下，牙列位于舌体与唇颊之间，牙弓内外的肌肉处于平衡状态，维持着牙弓的正常形态和大小。若舌体过大，则舌肌向唇颊侧的压力超过唇颊肌向内的压力，牙弓被扩大而出现多处牙间隙，形成牙列稀疏。舌体过大时，下颌易处于前伸位置，造成前牙反𬌗；舌体过小时，外侧唇颊肌力就压迫牙弓，造成牙弓狭窄及牙齿拥挤畸形。

三、肌肉和颌骨的发育

牙弓内外的肌动力平衡对𬌗的建立至关重要。牙弓内侧舌肌使牙弓外扩，外侧唇颊肌使牙弓向内而限制其外扩，牙弓在这两种肌肉作用下保持内外平衡。同时，唇颊肌如口轮匝肌、上唇方肌、下唇方肌、颧肌及颏肌等，其力量主要加在上、下颌前牙，通过邻接点而传至整个牙弓，又通过𬌗斜面传至上、下颌牙齿，使同颌的牙齿经常保持紧密的接触而相互支持，是向后的动力；颞肌、咬肌、翼内肌的咀嚼力，有推动上下牙弓向前发育的作用，是向前的动力。

颌骨的生长型属于一般型。但是，上下颌骨却存在一定差异。上颌骨偏向神经型，生长较早完成，而下颌骨更偏向一般型，生长完成较晚。同时，下颌骨在生长过程中，有一定程度逆时针旋转趋势，使颏部更加明显。因此，在正畸治疗过程中，可充分利用颌骨生长规律，协调上下颌骨，改善患者的面型。

牙齿、肌肉、颌骨三者间是相互影响的。牙齿位置异常可引起肌肉功能异常，形成功能性错𬌗。此类错𬌗是在神经-肌肉的参与下发生的，若不及时阻断异常的神经-肌肉反射，则会影响骨骼发育，慢慢发展成混合性错𬌗，最终可发展为骨性错𬌗。颌骨发育畸形将影响面部形态。

第3节　正畸美学的治疗目标和评价方法

一、正畸美学的治疗目标

（一）协调

错𬌗畸形是牙颌面结构关系失调的结果。正畸矫治是通过牙齿移动，对牙颌面各方面因素进行补偿而达到协调的效果。在矫治设计时，不能单纯追求某一项达到最佳效果，而应追求形态、功能整体的和谐。避免为达到面部软组织美观而过度内收前牙，而忽略了牙齿与牙槽骨、牙齿与舌体之间的协调。

（二）稳定

错𬌗畸形矫治结果的保持受多种因素影响。要取得稳定的矫治结果，在矫治方案的设计、矫治过程中就必须要考虑到稳定这一矫治目标。在矫治设计时，应考虑下颌骨位置，并让髁突处于稳定的正中关系位上。矫治机制必须符合生物力学原则，避免发生牙体、牙周等医源性伤害。保持呼吸道通畅，以获得安静、舒适的夜间睡眠及精神饱满的白天工作状态。此外，治疗后，应破除口腔不良习惯，并进行适当保持。

（三）美观

绝大部分患者寻求正畸治疗的主要目的，都是为了形态美观。因此，在进行正畸治疗过程中，不仅要考虑牙列、侧貌的美观，更应该从牙颌面整体上来恢复正常口颌系统的美观。达成这一目标也与诊断分析错𬌗畸形的机制密切相关。运用正畸、牙周、外科等综合手段达到面部美观。面型的特征有着明显的种族差异，这种种族差异在矫治设计中也要加以考虑，最终都将在颅面侧貌中体现出来。

（四）健康

虽然正畸矫治可以带来牙列、面部外观的改变，但是正畸治疗也可能带来健康隐患，特别是牙体健康及牙周健康。牙体健康包括牙釉质脱矿、龋坏、牙根吸收等问题；牙周健康主要涉及牙龈炎症的控制，正畸移动可能导致的骨开裂或骨开窗。当健康目标和美学目标出现矛盾时，正畸医生需要权衡牙齿移动的骨性边界。一味追求美学效果，而忽视了牙槽骨的生理边界，绝对不是明智之举。

二、正畸美学的评价方法

（一）正面观的评价方法

通过正面部检查可以获得面部的对称性、面部的比例和唇齿关系等。

1. **面部对称性**　正常情况下，眉间点、鼻间点、唇珠和颏部中点基本位于一条直线上，构成面部正中矢状面。几乎所有人的面部都不是严格对称的，较小程度的不对称对面部美观影响不大，图7-24。但面部存在显著不对称时，将对面部美观产生不利影响。但是，需注意的是，面部对称性不是评价正畸治疗效果的绝对指标。面部不对称性很难通过单纯正畸治疗进行纠正。因此，治疗前应跟患者说明清楚，需进行多学科联合治疗。

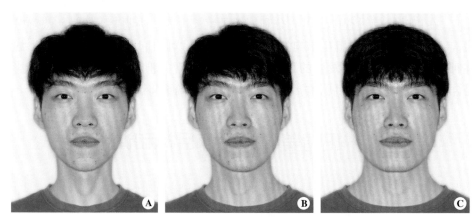

图7-24　面部对称性镜像评价法

A. 患者右侧脸镜像；B. 患者正面像；C. 患者左侧脸镜像

2. **面部比例**　正畸治疗中，尤其要注意面下1/3的变化。但并不意味着，通过正畸治疗达到面上、面中及面下1/3的均等。而是通过牙齿的三维移动，控制面下1/3高度，以达到面部的协调与美观。若正畸治疗中，面下1/3增加，下颌骨后下旋转，颏部后下移位。对于骨性Ⅱ类病例，正畸治疗后，下颌更为后缩，恶化了面部的美观；反之，对于骨性Ⅲ类病例，下颌骨后下旋转，反而会改善前突的颏部，见图7-25。

3. **唇齿关系**　是评价正畸治疗效果一个重要指标。下颌处于息止颌位，上下唇轻轻接触，上颌切牙的切端在上唇下缘2～4mm。微笑时，上颌切牙牙冠约显露2/3，上前牙切缘连线弧度和下唇微笑弧度相协调。虽然这是一个理想的目标，并不是每个患者都能达到，但仍应尽可能获得与下唇相似的有一定曲度的曲线。在矫治过程中，尽量避免上颌前牙过度伸长而导致治疗后"露龈笑"，或因为前牙过度压低而造成微笑线过度平坦或形成相反的微笑线，使得面部表情缺乏吸引力。

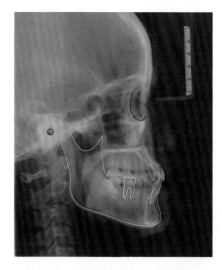

图7-25　下颌骨旋转对颏部的影响

（二）侧面观的评价方法

侧貌评价是正畸疗效评估最重要的指标。通过正畸治疗，上唇前突、软组织颏部、侧貌1/3曲线可以得到极大改善。通过肉眼直接观察或X线头影测量分析可以获取颅、颌、面侧貌的大量信息，为正畸诊疗提供重要信息。常用的侧貌判断标准有以下几种：审美平面、过鼻下点铅垂线、侧貌角、鼻唇角等，详见第二章颌面部软组织的美学评定标准。

（三）口内观的评价方法

1. 牙齿排列　牙齿排列整齐，无拥挤、无扭转、无间隙等。基本美学特征是整齐、对称、比例协调和自然，符合Andrews提出的正常𬌗六项标准。

2. 磨牙关系　磨牙关系为中性，即上颌第一磨牙的近中颊尖咬在下颌第一磨牙的近中颊沟。

3. 前牙关系

（1）上中切牙切缘到下中切牙唇面的水平距离在3mm以内。

（2）正常的前牙覆𬌗为上颌切牙切缘咬在下颌切牙的切1/3之内。

（3）前牙中线居中并对齐。

（4）前牙的唇倾度正常。

第4节　正畸治疗与美学效果

当代正畸治疗目标，不仅要排齐牙齿、关闭拔牙间隙、调整上下颌咬合关系，更关注外貌面型的改善。错𬌗畸形通过单纯正畸或正畸-正颌联合治疗均能达较好的美学效果。青少年可以通过生长改良促进上下颌骨的协调发育，严重骨性错𬌗畸形成人患者可采用正畸-外科联合治疗。

一、个别牙齿错位

个别牙齿错位患者的面型与骨骼一般无异常，错位的个别牙齿通过正畸治疗后，可恢复牙齿正常轴倾角、唇倾角，上下颌牙齿中线对齐，无间隙，尖牙、磨牙中性关系，前牙覆𬌗、覆盖正常（图7-26，图7-27）。该类患者由于拥挤度不大，一般不会对面型产生较大影响，可通过局部片切或扩弓以矫治。

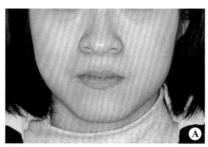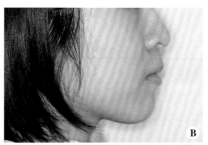
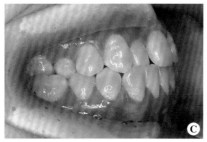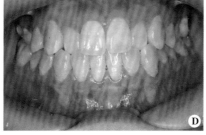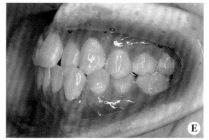

图7-26　个别牙齿错位患者的面型及咬合（治疗前）

A. 正面观正常；B. 侧面观，鼻-唇-颏关系良好；C. 口内右侧面观，磨牙关系中性；D. 口内正面观，前牙覆𬌗、覆盖浅，个别牙反𬌗；E. 口内左侧面观，磨牙关系稍近中

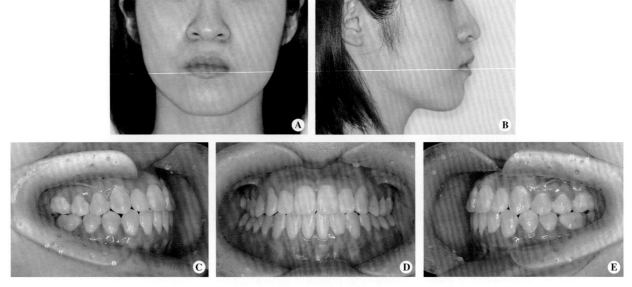

图 7-27　个别牙齿错位患者的面型及咬合（治疗后）

A.治疗后正面观，面型得到保持；B.侧面观，鼻-唇-颏关系良好；C.口内右侧面观，磨牙关系中性；D.口内正面观，上下牙列中线居中，前牙覆𬌗、覆盖正常；E.口内左侧面观，磨牙关系中性

二、牙列拥挤

　　牙列拥挤不仅会引起牙齿功能障碍，也极大影响美观。轻度牙列拥挤通过正畸治疗后能获得牙齿整齐排列，上下牙广泛紧密接触。中度以上拥挤或伴有前牙前突的轻度拥挤患者，可通过拔牙矫治内收上唇，获得较好的侧貌（图 7-28，图 7-29）。在矫治牙列拥挤时，要注意前牙位置的控制，避免因为排齐牙列而导致前牙唇倾，影响面部的美观。为了避免因前牙唇倾而造成面型前突，通常可以通过拔牙或者片切等方案，为排齐牙齿提供间隙。

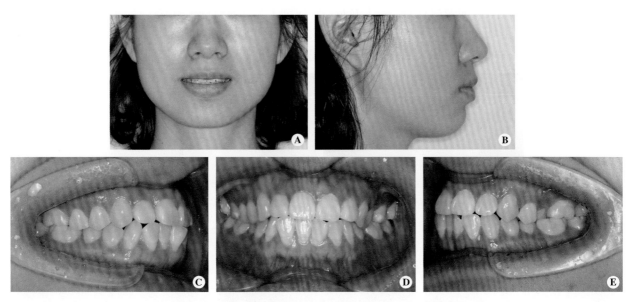

图 7-28　牙列拥挤患者的面型及咬合（治疗前）

A.正面观正常，少许开唇露齿，下唇外翻；B.侧面观，下颌轻度后缩，颏唇沟较深；C.口内右侧面观，磨牙关系稍近中；D.口内正面观，前牙覆𬌗、覆盖浅，上下牙列拥挤；E.口内左侧面观，磨牙关系稍近中

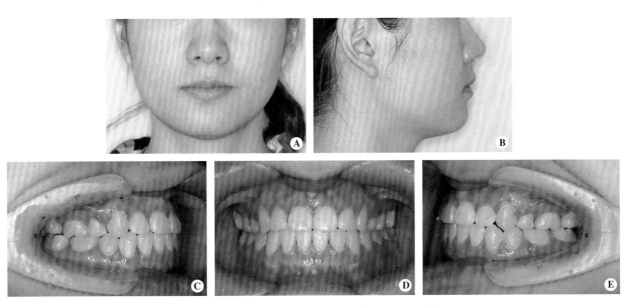

图7-29 牙列拥挤患者的面型及咬合（治疗后）

A.治疗后正面观，上下唇自然闭合，肌肉放松；B.侧面观，鼻-唇-颏关系得到改善；C.口内右侧面观，磨牙关系中性；D.口内正面观，间隙关闭，上下牙列中线居中，前牙覆𬌗、覆盖正常；E.口内左侧面观，磨牙关系中性

三、牙列散在间隙

牙列散在间隙多因牙齿排列不紧密影响美观。正畸治疗可以关闭间隙，弥补了因牙列间隙形成的视觉"黑洞"，给患者自信的微笑（图7-30，图7-31）。矫治要注意保持，防止复发。必要时进行舌侧固定保持。对于因唇系带而导致的上颌中切牙间隙，正畸治疗完成后，要及时进行系带切除术。同时需要注意，由于牙体过小造成的散在间隙，应根据口腔实际情况综合考虑，必要时集中间隙进行修复治疗。

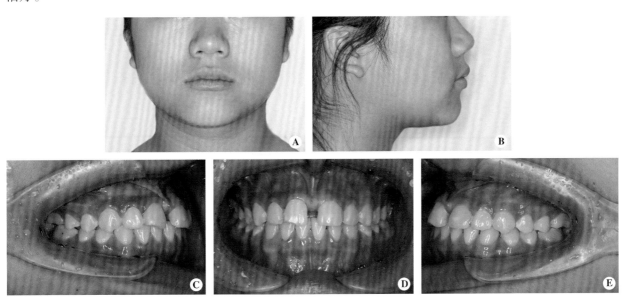

图7-30 牙列散在间隙患者的面型及咬合（治疗前）

A.正面观正常，左右基本对称；B.侧面较为正常，鼻-唇-颏关系良好；C.口内右侧面观，磨牙关系近中；D.口内正面观，上颌中切牙间存约3mm间隙，唇细带粗大；E.口内左侧面观，磨牙关系近中

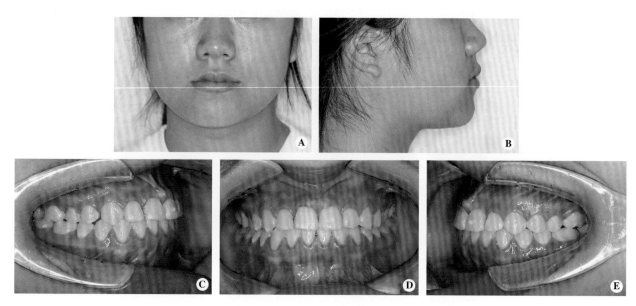

图7-31　牙列散在间隙患者的面型及咬合（治疗后）

A.治疗后正面观未见明显变化；B.侧面观，鼻-唇-颏关系保持良好；C.口内右侧面观，磨牙关系稍近中；D.口内正面观，间隙关闭，前牙覆𬌗、覆盖正常；E.口内左侧面观，磨牙关系稍近中

四、前牙反𬌗

（一）牙性前牙反𬌗

患者上下颌骨发育正常，一般只有个别前牙反𬌗，前牙反覆盖较小，磨牙关系一般为中性。正畸治疗后可以解除反𬌗，恢复正常的覆𬌗、覆盖，治疗前后面型变化不大（图7-32，图7-33）。治疗中，要充分考虑上前牙的唇倾度，避免为了排齐牙列，勉强建立前牙覆𬌗、覆盖关系而过度唇倾上颌前牙，而形成了"假哨牙"，导致患者微笑时，由于上唇过度上滑，而暴露过多的牙龈。

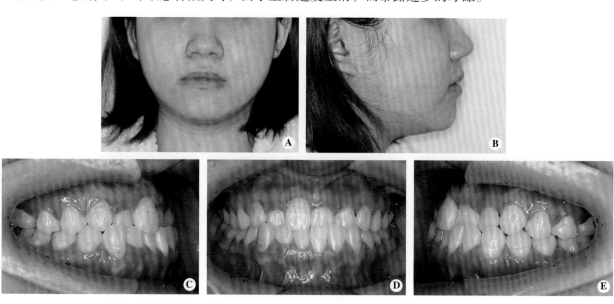

图7-32　牙性前牙反𬌗患者的面型及咬合（治疗前）

A.正面观，面中1/3稍凹陷；B.侧面较为正常，鼻-唇-颏关系良好；C.口内右侧面观，磨牙关系近中；D.口内正面观，前牙反𬌗；E.口内左侧面观，磨牙关系近中

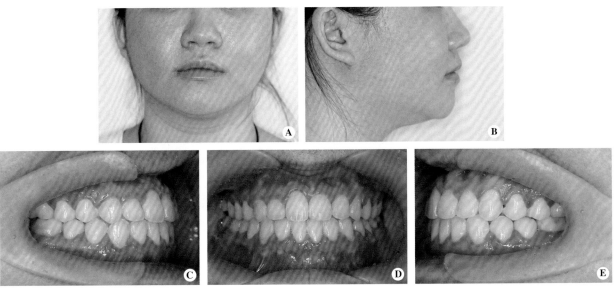

图 7-33 牙性前牙反𬌗患者的面型及咬合（治疗后）

A. 治疗后正面观，上下唇自然闭合，肌肉放松；B. 侧面观，鼻-唇-颏关系保持良好；C. 口内右侧面观，磨牙关系中性；D. 口内正面观，前牙覆𬌗覆盖正常；E. 口内左侧面观，磨牙关系中性

（二）功能性前牙反𬌗

功能性前牙反𬌗多数因为咬合干扰和早接触而诱发功能性下颌前移位。临床检查时，可发现下颌骨明显后退，并能发现早接触点。多采用调𬌗或者功能性矫治器治疗。例如，Frankel-Ⅲ矫治器可缓解肌肉紧张，解除反𬌗，使上下前牙覆盖正常，颌骨关系和牙弓关系改善，并能进行良好的保持（图7-34～图7-37）。但是功能矫治器对排齐牙齿作用甚微。通常需要Ⅱ期固定矫治对咬合进行调整。在诊疗过程中需充分考虑患者的生长发育及家族遗传因素。

（三）骨性前牙反𬌗

一般情况下，骨性前牙反𬌗的患者可表现为下颌骨发育过度或上颌骨发育不足或两者都有。对轻度骨性反𬌗患者，可以通过正畸拔牙，内收下颌前牙、唇倾上颌前牙来进行"掩饰性"治疗，代偿颌骨发育异常，达到前牙覆𬌗、覆盖关系，但磨牙、尖牙多不能完全达到中性关系，上下牙列尖窝关系欠佳（图7-38，图7-39）。由于上前牙唇倾、下前牙过度舌倾、颏部更加明显而影响美观。同时，应避免牙齿过度代偿造成牙周组织损害。

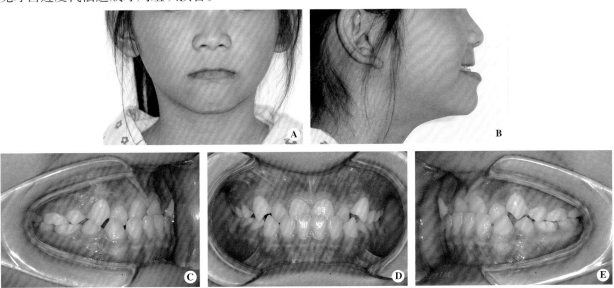

图 7-34 功能性前牙反𬌗患者的面型及咬合（治疗前）

A. 正面观，面中1/3稍凹陷，下唇外翻；B. 侧面为凹面型，下颌前突；C. 口内右侧面观，磨牙关系近中；D. 口内正面观，前牙反𬌗；E. 口内左侧面观，磨牙关系近中

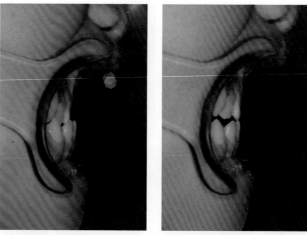

图7-35 正中颌位时，前牙反𬌗　　图7-36 下颌骨可后退至前
牙切对切

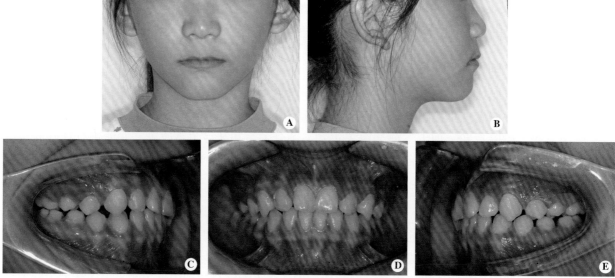

图7-37 功能性反𬌗患者的面型及咬合（治疗后）

A.治疗后正面观有所改善；B.侧面观，鼻-唇-颏关系良好；C.口内右侧面观，磨牙关系中性；D.口内正面观，上下牙列中线居中，前牙覆𬌗、
覆盖正常；E.口内左侧面观，磨牙关系中性

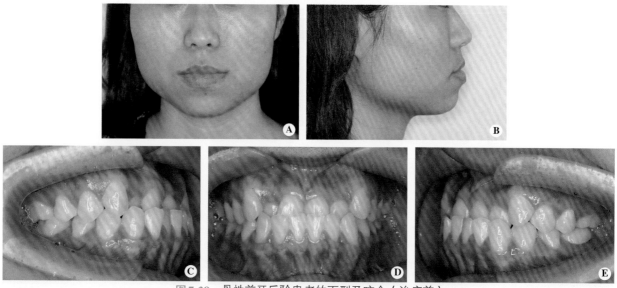

图7-38 骨性前牙反𬌗患者的面型及咬合（治疗前）

A.正面观，面中1/3凹陷；B.侧面观，凹面型，上颌后缩，下颌前突；C.口内右侧面观，磨牙关系近中；D.口内正面观，前牙反𬌗；E.口内左
侧面观，磨牙关系近中

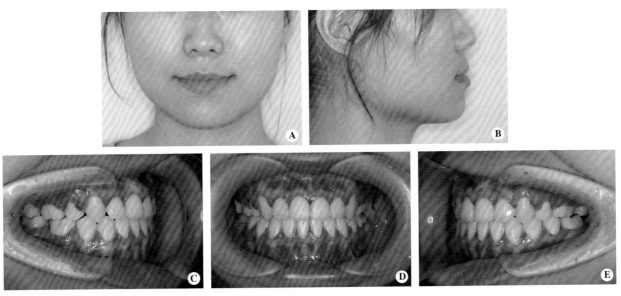

图7-39 骨性前牙反𬌗患者的面型及咬合（治疗后）

A.治疗后正面观，上下唇自然闭合，肌肉放松；B.侧面观，面型得到改善，但下颌仍较前突；C.口内右侧面观，磨牙关系中性；D.口内正面观，上下牙列中线对齐，前牙覆𬌗、覆盖正常；E.口内左侧面观，磨牙关系完全远中

对重度骨性前牙反𬌗患者，单纯通过正畸"掩饰性"治疗效果不佳，因此建议患者进行正畸-外科联合治疗（图7-40，图7-41）。通过外科手段对颌骨的位置与形态进行调整，可以获得面部明显的改变，同时也可避免因过度代偿治疗而导致牙龈退缩、骨开裂、骨开窗等严重牙周健康问题。

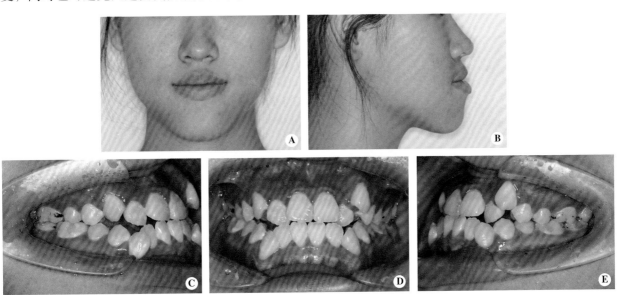

图7-40 严重骨性前牙反𬌗患者的面型及咬合（治疗前）

A.正面观，面下1/3较长；B.侧面观，凹面型，上颌后缩，下颌前突；C.口内右侧面观，磨牙关系近中，上颌前牙唇倾，下颌前牙舌倾；D.口内正面观，上下牙列严重拥挤，前牙覆𬌗、覆盖浅；E.口内左侧面观，磨牙关系近中

五、前牙深覆盖

前牙深覆盖患者由于上前牙前突而常导致上下唇前突与外翻，侧貌多表现为凸面型。正畸拔牙治疗内收前牙时应注意控制切牙垂直向高度，避免切牙过度伸长发生"露龈笑"，治疗后上下前牙覆盖正

常,不再有"兔齿"问题,侧貌得到较大改善,上下唇能自然闭合,唇肌张力正常,休息状态上唇可覆盖上颌切牙,唇部突度协调(图7-42,图7-43)。

对重度骨性前牙深覆盖患者,单纯通过正畸"掩饰性"治疗,面型改善程度有限,效果往往并不理想,因此建议患者进行正畸-外科联合治疗。

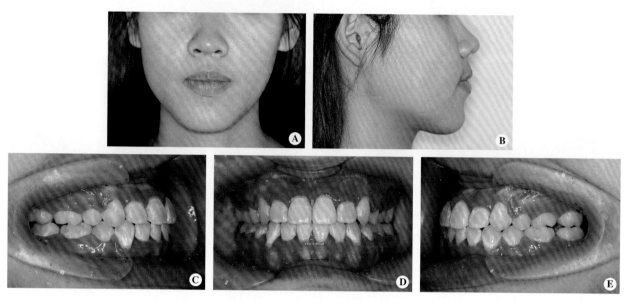

图7-41 严重骨性前牙反𬌗患者的面型及咬合(治疗后)

A.治疗后正面观,上下唇自然闭合,肌肉放松;B.侧面观,面型得到较大改善,鼻-唇-颏关系良好;C.口内右侧面观,磨牙关系中性;D.口内正面观,上下牙列中线对齐,前牙覆𬌗、覆盖正常;E.口内左侧面观,磨牙关系中性

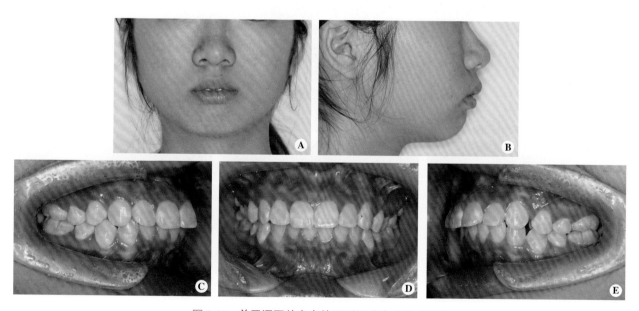

图7-42 前牙深覆盖患者的面型及咬合(治疗前)

A.正面观,开唇露齿;B.侧面观,凸面型,下颌后缩;C.口内右侧面观,磨牙关系中性,前牙Ⅱ°深覆盖;D.口内正面观,上下牙列中线对齐,前牙Ⅱ°深覆𬌗;E.口内左侧面观,磨牙关系远中

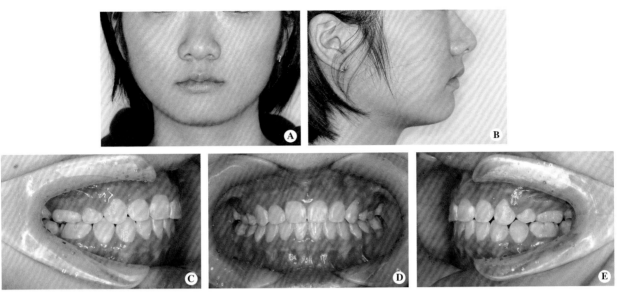

图7-43 前牙深覆盖患者的面型及咬合（治疗后）

A. 治疗后正面观，上下唇自然闭合，肌肉放松；B. 侧面观，下颌后缩得到改善；C. 口内右侧面观，磨牙关系中性；D. 口内正面观，上下牙列中线对齐，前牙覆𬌗覆盖正常；E. 口内左侧面观，磨牙关系中性

六、前牙深覆𬌗

　　前牙深覆𬌗患者上下牙弓垂直向发育不足、面中下1/3过短，侧貌表现较为正常，微笑时，牙龈暴露过度。正畸治疗主要根据前后牙和牙槽情况，压低前牙或升高后牙，打开咬合，纠正前牙的轴倾度，使尖牙、磨牙达到中性关系（图7-44，图7-45）。此类患者往往伴有上下颌骨不调问题，临床诊疗时要特别注意，特别是在排齐上牙列时，通常会导致上颌前牙唇倾，引起面型前突。因此，治疗前需要与患者进行良好沟通与解释。对于严重内倾性深覆𬌗患者，建议正畸-外科联合治疗。

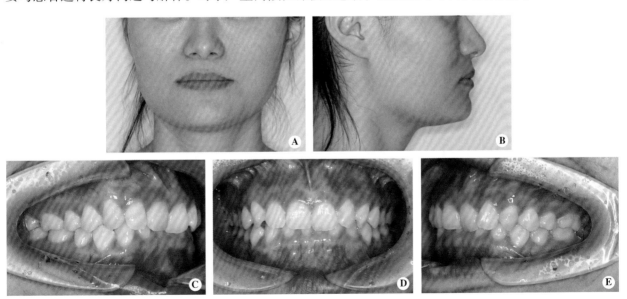

图7-44 前牙深覆𬌗患者的面型及咬合（治疗前）

A. 正面观，面下1/3较短；B. 侧面观，直面型、鼻-唇-颏关系良好；C. 口内右侧面观，磨牙关系中性，上颌前牙舌倾；D. 口内正面观，上下牙列中线对齐，前牙Ⅲ°深覆𬌗；E. 口内左侧面观，磨牙关系中性，上颌前牙舌倾

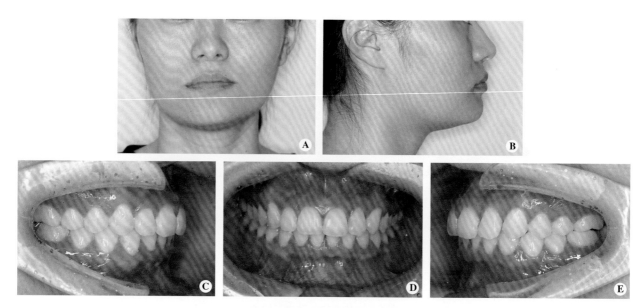

图7-45　前牙深覆𬌗患者的面型及咬合（治疗后）

A. 治疗后正面观，上下唇自然闭合；B. 侧面观，鼻-唇-颏关系保持良好；C. 口内右侧面观，磨牙关系中性，上颌前牙舌倾度得到恢复；D. 口内正面观，前牙覆𬌗覆盖正常；E. 口内左侧面观，磨牙关系中性

七、双颌前突

　　双颌前突患者对面部要求较高，多数患者认为通过单纯正畸治疗就能获得良好的面部改观。但是，面部的改善与牙槽骨、上下颌骨关系及患者本身条件存在密切关系。牙性双颌前突患者只是单纯牙齿前突，上下颌骨发育正常，通过拔牙治疗内收上下前牙至正常覆𬌗、覆盖，上下唇突度也随前牙内收而后移，侧貌得到改善，面部肌肉自然放松，上下唇可自然闭合，"开唇露齿"的问题得到解决，从而使面部美观（图7-46，图7-47）。该类患者要了解其治疗动机及正畸治疗的局限性，以免因患者期望值过高造成医疗纠纷。

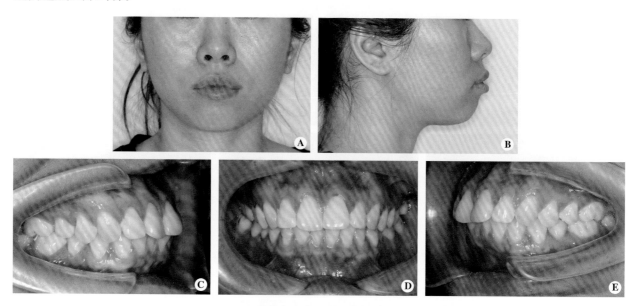

图7-46　双颌前突患者的面型及咬合（治疗前）

A. 正面观，口周肌肉紧张；B. 侧面观，凸面型，下颌后缩，颏唇沟消失；C. 口内右侧面观，磨牙关系中性；D. 口内正面观，上下牙列中线对齐，覆𬌗、覆盖正常；E. 口内左侧面观，磨牙关系中性

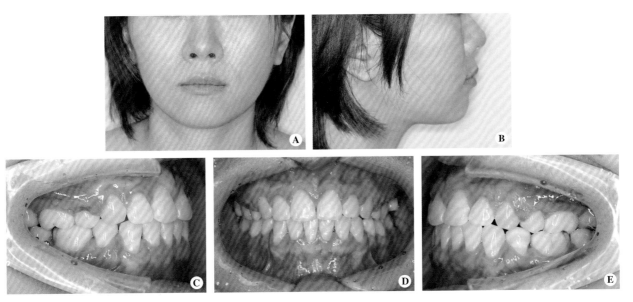

图 7-47 双颌前突患者的面型及咬合（治疗后）

A. 治疗后正面观，上下唇自然闭合，肌肉放松；B. 侧面观，下颌后缩得到改善；C. 口内右侧面观，磨牙关系中性；D. 口内正面观，前牙覆𬌗、覆盖正常；E. 口内左侧面观，磨牙关系中性

骨性双颌前突患者上下颌骨过度生长或牙槽突过度前突，前牙偏直立，治疗后上下前牙可有一定程度的内收，颌骨也随之发生一定程度的适应性后移改建，上下唇外翻及肌紧张可以得到一定程度的改善。但骨性双颌前突患者面型改善有限。严重骨性双颌前突患者建议正畸-外科联合治疗。

八、前牙开𬌗

前牙开𬌗患者通过正畸治疗，可恢复牙齿正常唇倾度，关闭牙列间的楔状间隙，使上下牙列广泛接触，不再有"说话漏风"的困扰。对于面下 1/3 较长患者，可以通过压低后牙，降低垂直高度，达到矫治前牙开𬌗的目的。同时，可以使唇部肌肉放松，上下唇能自然闭合，侧貌更加协调美观（图 7-48，图 7-49）。虽然通过适当的正畸治疗，部分患者可以获得良好面部美观，但需要注意后期的保持，避免复发。对于严重骨性前牙开𬌗，要充分评价颞下颌关节状况，必要时要进行正畸-外科联合治疗，以获得面部的长期美观。

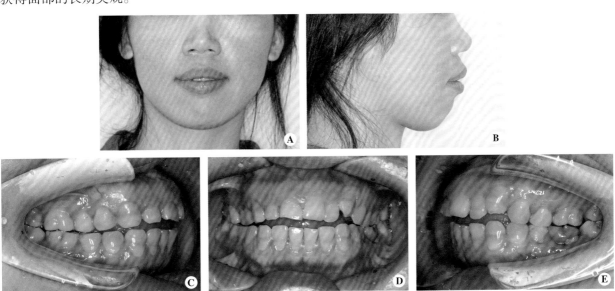

图 7-48 前牙开𬌗患者的面型及咬合（治疗前）

A. 正面观，开唇露齿，面下 1/3 较长；B. 侧面观，凸面型，鼻唇角较小，下颌后缩，颏唇沟消失；C. 口内右侧面观，磨牙关系远中；D. 口内正面观，前牙开𬌗；E. 口内左侧面观，磨牙关系远中

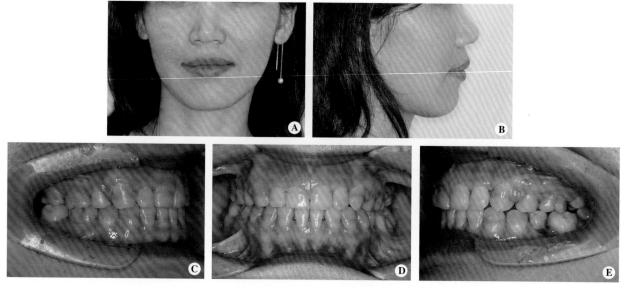

图7-49 前牙开𬌗患者的面型及咬合（治疗后）

A.治疗后正面观，上下唇自然闭合；B.侧面观，下颌后缩得到改善；C.口内右侧面观，磨牙关系中性；D.口内正面观，上下牙列中线对齐，前牙覆𬌗、覆盖正常；E.口内左侧面观，磨牙关系完全远中

九、偏　颌

　　偏颌患者面型不对称，一般为骨性问题，极大地影响颜面美观（图7-50）。偏颌患者单纯通过正畸"掩饰性"治疗效果不佳。一般情况下，建议患者进行正畸-外科联合治疗纠正颌骨问题。该患者通过正畸-外科联合治疗，获得牙列整齐，咬合稳定及面部的美观与对称性（图7-51）。

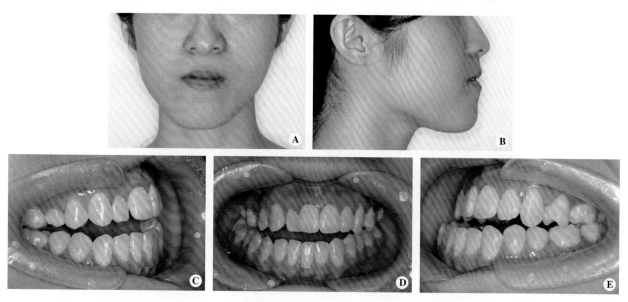

图7-50 偏颌患者的面型及咬合（治疗前）

A.正面观，下颌右偏；B.侧面观，下颌前突；C.口内右侧面观，磨牙关系远中；D.口内正面观，下颌中线右偏，前牙开（牙合）；E.口内左侧面观，磨牙关系近中。

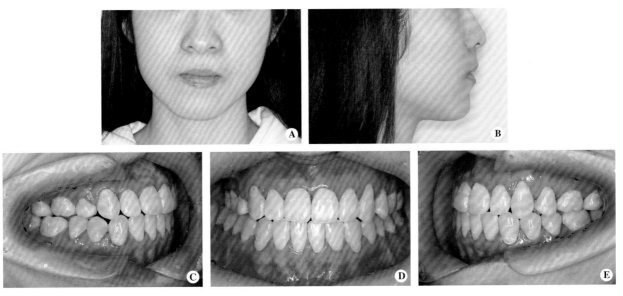

图 7-51　偏颌患者的面型及咬合（治疗后）

A. 治疗后正面观，下颌偏斜得到了改善；B. 侧面观，前突下颌得到纠正；C. 口内右侧面观，磨牙关系完全远中；D. 口内正面观，前牙覆𬌗、覆盖正常；E. 口内左侧面观，磨牙关系完全远中

第 5 节　矫治器对美学的影响

人们对正畸美学的追求不再停留在矫治后牙列与面部美观的改善方面，对矫治器美观的需求也愈加强烈，部分患者甚至因为不能接受金属矫治器而放弃治疗。因此，20 世纪末以舌侧矫治器为代表的美观矫治器孕育而生，并得到一定程度的发展。但是由于操作过于复杂，未能在临床上得到广泛推广。21 世纪初，随着数字化技术在口腔领域的应用，无托槽透明矫治器异军突起，备受广大临床医师及患者的欢迎。临床上，还有众多矫治器，如固定矫治器、活动矫治器、功能矫治器等，都在美观上进行了改进，使之不仅具有临床矫治功能，还能满足患者美的需求。

一、传统固定矫治器

（一）传统固定矫治器的种类

传统固定矫治器包括金属材质的方丝弓矫治器和直丝弓矫治器等。1928 年，Angle 发明了具有划时代意义的矫治器——方丝弓矫治器。通过方丝弓托槽及弓丝弯制实现对牙齿的有效控制。但在临床实践中，由于大量的弓丝弯制极大消耗椅旁时间。1970 年，美国正畸学家 Andrews 基于正常𬌗六项标准设计出直丝弓矫治器，消除了三序列曲的弯制，极大提高了临床效率。其后直丝弓矫治器迅速发展，成为现代正畸治疗中的主流矫治器，包括了 MBT 直丝弓技术、平直丝弓矫治技术、亚历山大直丝弓技术等。

（二）传统固定矫治器对美学的影响

传统的固定矫治器采用金属材质，患者微笑和张口说话时，易暴露出银灰色矫治器，不仅影响美观（图 7-52），还有心理负担，常常会被取笑。同时，部分患者如果口腔卫生维护不佳，易产生牙龈炎、牙龈红肿、出血，若并发牙釉质脱矿，牙冠表面产生白垩斑块、龋损而影响美观。

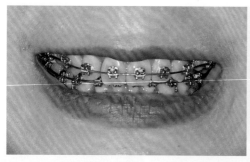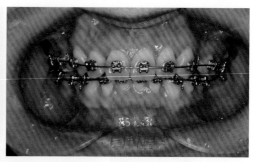

图7-52 金属托槽的口外、口内观

二、固定矫治器中的美学改进

（一）陶瓷托槽

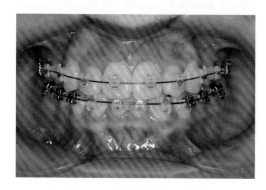

图7-53 陶瓷托槽的口内观

与金属托槽相比，陶瓷托槽的颜色和牙齿颜色接近，较传统金属托槽在美学上有较大的提升，逐渐成为成人患者喜欢的矫治器。同时，市面上也出现一些美学弓丝，但由于弓丝的性能仍不及传统的不锈钢丝而未被临床医师广泛采用。因此，佩戴陶瓷托槽的患者由于弓丝的存在仍会被发现（图7-53）。

（二）舌侧矫治器

早期的舌侧矫治器需要进行人工排牙，制作个性化舌侧托槽。由于操作程序繁杂，精确度不高，临床治疗中出现一系列问题。随着计算机技术的发展，数字化模型、数字化排牙技术、间接粘接技术及生物力学机制方面研究成果的突破，舌侧矫治技术得到了复兴，在欧洲、亚洲出现了流行热潮。目前舌侧矫治器及矫治技术已成为一种成熟的固定矫治系统。由于矫治器粘在牙弓的舌侧，不易被看见，被称为固定"隐形矫治器"（图7-54）。

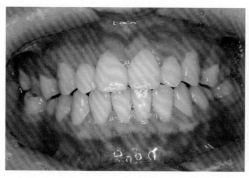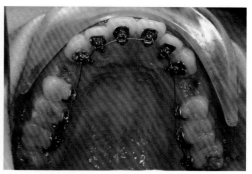

图7-54 舌侧矫治器的正面观及𬌗面观

三、活动矫治器

（一）传统的活动矫治器

传统的活动矫治器主要由各种卡环、副簧、弓簧、基托、唇/舌弓等组成。临床上主要包括𬌗垫舌簧活动矫治器、螺旋器分裂基托矫治器等。

　　传统活动矫治器的美学缺陷：活动矫治器的固位部分、加力部分以及连接部位的结构大多数由不锈钢丝弯制的。暴露于口腔的唇侧，影响美观（图7-55）。连接部分的基托，本身的色泽可视，加上部分患者清洗不净，色素沉着等影响美观。

（二）无托槽隐形矫治器

　　早在1998年，美国最早出现无托槽隐形矫治器的研究。因其对牙齿的矫治过程不需要弓丝和托槽，又被称为无托槽透明矫治器（图7-56）。随着无托槽隐形矫治技术的不断完善，能有效地在三维方向上准确地移动牙齿，其适应证也不断扩展。但对疑难病例效果欠佳，常需要多次重启或者配合局部固定矫治器完成。

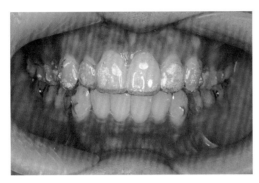
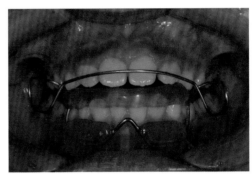

图7-56　无托槽透明矫治器口内观　　　　图7-55　活动矫治器

四、功能矫治器

　　功能矫治器多用于功能性错𬌗畸形或早期的骨性错𬌗，其机制是通过改善口颌系统功能状态为牙、颌及颅面发育提供有利环境。主要包括：功能调节器和双𬌗垫矫治器等。

（一）FR-Ⅲ矫治器

　　FR-Ⅲ矫治器主要适用于功能性安氏Ⅲ类错𬌗；安氏Ⅲ类错𬌗伴有轻度骨性倾向患者；上颌骨发育不足，下颌骨基本正常或轻度前突（图7-57）。其治疗主要机制：唇档与颊屏离开上颌牙齿与颌骨，牵引上颌唇颊侧粘骨膜，促进上颌骨的生长；下唇弓与颊屏紧贴着下颌牙齿与颌骨，抑制下颌骨的生长。

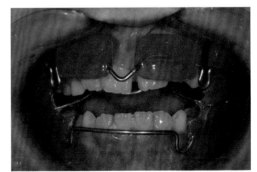

图7-57　FR-Ⅲ矫治器

（二）Twin-block矫治器

　　Twin-block矫治器是一种塑料咬合垫，上下颌垫咬合接触时呈60°～70°，通过肌力使下颌功能性前移位（图7-58）。临床上常用于骨性Ⅱ类伴下颌后缩的青少年患者，可伴有或不伴有横向宽度不调。或者用于改善睡眠呼吸暂停综合征患者的呼吸通气。

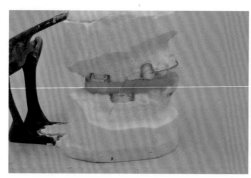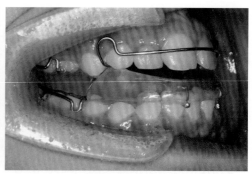

图7-58　Twin-block矫治器的口外及口内观

（三）功能矫治器的美学考虑

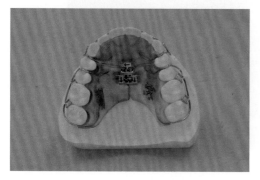

为满足青少年喜欢彩色的心理，如今的功能矫治器采用最新的透明或彩色基托材料，颜色丰富，使青少年患者能根据自己的喜爱，选择矫治器的颜色；透明度和光滑度高，除了本身外观美观外，同时食物残渣及色素不易沉积，使矫治过程更加美观（图7-59）。

五、保 持 器

图7-59　个性化功能矫治器

正畸治疗结束后，因为牙周组织尚未改建完成，牙齿在新的位置上还不稳定，需要佩戴一定时间的保持器，来保持牙齿在牙槽骨上新的位置，并使矫治结果不复发。根据患者不同情况、不同时期，可以选择不同矫治器对效果进行维护。

（一）活动保持器

1. 传统Hawley保持器　由双曲唇弓、一对磨牙卡环及塑料基托组成。传统Hawley保持器的最大缺陷就是双曲唇弓位于前牙唇侧严重影响患者的美观（图7-60）。因此，很多患者不认真佩戴，导致矫治复发。所以，提高保持器的美观，满足患者的美观需求也变得愈发重要。该保持器可以允许牙齿适当移动，以便建立良好的咬合关系。

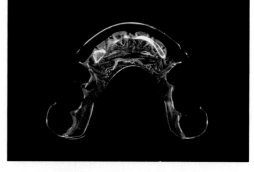

2. 美观的活动保持器　改良Hawley保持器将传统的

图7-60　传统Hawley保持器

Hawley保持器的唇侧不锈钢丝用透明材料包裹，带入患者口腔后，没有金属色的钢丝，满足患者的美观要求（图7-61）。同时，透明带还可以增加牙齿保持效果。

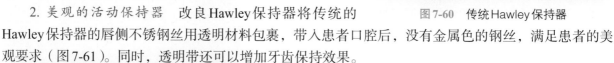

（二）负压压膜保持器

负压压膜保持器由弹性塑料薄膜制作，覆盖所有牙齿的牙冠，通常用于早期牙齿位置的保持，特别有利于防止牙齿扭转的复发。负压压膜保持器，色泽透明、外形美观、体积较小、异物感轻及对发音影响较小（图7-62）。同时，该保持器覆盖所有牙齿𬌗面，犹如上下牙列之间佩戴咬合垫，可以防止夜磨牙患者牙齿磨耗。

图7-61　改良Hawley保持器

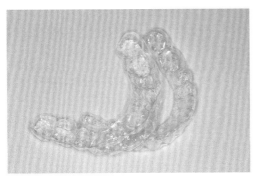
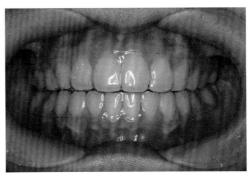

图7-62　负压压膜保持器

（三）固定舌侧保持器

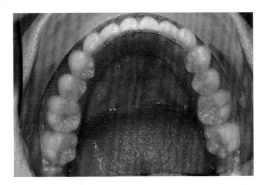

固定舌侧保持器为将固位丝粘接于尖牙舌侧和切牙的舌隆突上。主要用于前牙拥挤矫治后的保持。因其隐藏于舌侧，从外面不可视，达到美观的效果（图7-63）。对于口腔卫生维持较差的患者，不建议进行舌侧固定保持，以免形成大量牙结石与菌斑集聚，造成牙周组织炎症。

图7-63　固定舌侧保持器

第6节　正畸并发症的美学影响

在口腔正畸治疗中，固定矫治器因能精细控制牙齿在三维方向的移动，得到了广泛的应用。由于固定矫治器粘接固定在牙面上，同时矫治周期相对较长，使得口腔卫生不易维护。在正畸治疗中，如果不注意口腔卫生，有可能会出现一些不良问题，如白垩斑、牙龈炎、牙龈退缩等。

一、白　垩　斑

（一）白垩斑对美观的影响

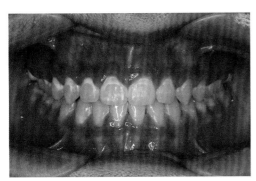

部分患者在使用固定矫治器的治疗过程中或拆除矫治器后，在牙冠的唇（颊）侧发现因釉质脱矿而导致的白垩色斑（图7-64），斑块清晰可见，呈不透明的白垩色、无光泽、形态不规则，多位于托槽粘接处边缘，严重者局部呈现龋损表现，影响牙齿的整体美观。

（二）白垩斑产生的原因

图7-64　牙冠表面脱矿呈白垩色

1. 口腔卫生不良、食物残渣滞留　正常情况下，唾液具有保护、润滑和清洁作用，唾液与牙齿表面接触，使得釉质的脱矿与再矿化维持着一种动态平衡，釉质不会出现脱矿。矫治器粘接固定在牙面上，使得矫治器周边牙面的食物残渣不易清洁，出现菌斑。如果患者没有及时清除牙面上的菌斑，菌斑不断堆积，局部发酵产生乳酸，从而导致pH下降，最终发生釉质脱矿形成白垩色变。

2. 医源性白垩色变　托槽粘接过程中，未清除托槽周围的多余粘接剂，使得菌斑更易在该部位堆积，也是造成白垩色变的主要原因之一。

（三）白垩斑的预防

1. 治疗前　对口腔卫生差的患者进行健康宣教，待卫生状况改善，掌握正确的刷牙方法、养成良好的口腔卫生习惯后，再开始正畸治疗。

2. 治疗中　托槽定位时，去除多余粘接剂。同时，需要注意刷牙的方法，选择小头牙刷，进食后及时清理托槽四周的食物残渣。根据情况，可选择间隙刷清理托槽间菌斑。必要时，牙冠表面可定期涂布氟化物。

二、牙龈炎

（一）牙龈炎对美观的影响

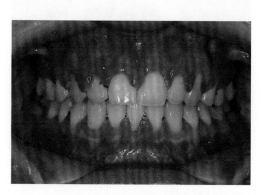

图7-65　正畸治疗中牙龈炎症

正畸治疗过程中如果忽视口腔卫生的维护，经常会出现牙龈炎。主要表现为牙龈乳头和游离龈充血水肿，牙龈表面点彩消失，变得光亮；刷牙或探诊出血；牙龈周围堆积大量菌斑、软垢；部分患者表现为牙龈增生，牙龈组织覆盖部分牙面，使得临床牙冠变短小（图7-65）。牙龈炎同时增加了口腔维护的难度，导致菌斑持续形成，牙龈炎进一步发展为牙周炎，表现为附着丧失、牙周袋形成、牙槽骨吸收、牙松动。

（二）牙龈炎产生的原因

1. 口腔卫生差　虽然正畸治疗过程中，牙龈会出现轻度的炎症。但是，菌斑滞留是牙龈炎的直接原因。没有掌握正确的刷牙方法和习惯容易导致托槽边缘菌斑的堆积，特别是龈缘侧。

2. 矫治器及粘接剂刺激　矫治器的佩戴改变了口腔内环境，影响了牙齿自洁作用，增加了患者保持口腔卫生的难度，菌斑的长期堆积导致牙龈炎的发生。固定矫治过程中，托槽、带环及牵引钩在某些情况会直接与牙龈接触产生刺激。同时，矫治器与牙龈周围的菌斑堆积又直接诱发炎症，两者协同作用，增加了牙龈炎的发生率。

（三）预防牙龈炎

1. 治疗前　对口腔卫生差的患者进行健康宣教，养成良好的口腔卫生习惯。同时，进行牙周基础治疗，改善口腔卫生状况。

2. 治疗中　规范操作，托槽粘接时去除多余粘接剂，并尽量避免矫治器对牙龈的直接刺激。同时，指导患者进行口腔清洁，维护良好的口腔卫生，是防止牙龈炎发生的最主要的方法，必要时配合进行牙周治疗。

三、牙龈退缩

（一）牙龈退缩对美观的影响

牙龈退缩是牙周损害的临床表现之一，是成人正畸中常见的并发症。牙龈缘向根端萎缩，使牙根外露；牙龈乳头退缩使得牙间隙增大，出现"黑三角"，让人感觉年龄增大，沧桑感增加。如果合并食物嵌塞、菌斑堆积和牙石沉积将进一步恶化牙龈退缩程度，使得临床牙冠变长，牙齿及牙龈失去美感（图7-66）。

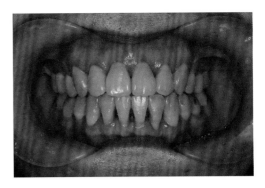

图7-66　正畸治疗后牙龈退缩

（二）牙龈退缩产生的原因

研究发现，牙龈乳头退缩的发生率与年龄增长呈正相关。随着年龄的增长，牙龈在牙齿移动过程中的适应性增生变慢。同时，在治疗前成人患者已存在的慢性牙周疾病也会增加成人正畸中牙龈乳头退缩的发生率。成人患者中，在排齐拥挤前牙后，前牙区通常会出现牙龈乳头退缩，即"黑三角"。

牙龈退缩与牙列拥挤及牙齿较大范围移动有关。对于前突的成人患者，前牙区通常需要较大范围内收以改善面部美观，牙齿移动经常超过牙槽骨的边界。由于缺乏骨组织的支持，牙龈可能出现不同程度的萎缩，进而导致临床牙冠变长，影响了牙列美观。

大量研究表明正畸治疗与牙龈退缩有较大的相关性。固定矫治器的存在妨碍口腔清洁，龈缘处菌斑形成和堆积，导致牙龈炎，这种状况若长时间得不到改善，则会造成牙周组织损害，发生牙龈退缩。不合适的带环放置，在直接压迫牙龈组织的同时，也会造成局部菌斑堆积。正畸治疗过程中，作用在牙齿上的不良矫治力，也可能造成牙槽骨等牙周组织不可逆性损害，引起牙龈退缩。

（三）正畸治疗的注意事宜

治疗过程中，对患者进行口腔健康教育，指导其维持良好的口腔卫生状况是关键。同时，对于成人患者，医师除了尽量避免可能的医源性损害，尽量减少牙齿的大范围移动外，更重要的是在治疗前要和患者进行沟通，告知存在牙龈退缩、"黑三角"形成的可能性，减少医疗纠纷。

医者仁心

金钱面前乐善好施

清代乾嘉年间，浙江嘉善县的名医唐介庵，因善用大黄，被大家誉为"大黄先生"。他胸怀仁慈，性情厚道。他给穷人治病，只要请一次，下次就自己登门。他出诊时，几里地之内，就步行而去，不坐车船。还经常带着纸墨笔砚和一些钱，诊完病人，写出药方，不再使病家向邻居求借笔墨。实在贫穷的病人不仅不收费，他还要搭上药费。曾有一个病家，深秋季节还睡在竹席上，唐先生问："现在睡竹席不适宜了，何不换上草席？"那人说没有钱买。唐先生回到家里就派人送去了草席。

唐介庵为人治病，任劳任怨，不辞劳苦，心细如发，还能舍药舍钱，救济贫苦病人，的确是医德高尚的典范。

清代黄退庵《友渔斋医话》载

自　测　题

1. 错𬌗畸形对颜面部美学的影响不包括（　　　）
   A. 心理
   B. 牙齿不齐
   C. 开唇露齿
   D. 凸面型
   E. 凹面型

2. 前牙反𬌗根据病因可分为（　　　）
   A. 牙性
   B. 功能性
   C. 骨性
   D. 混合型
   E. A+B+C

3. 前牙深覆盖对颜面部美学的影响是（　　　）
   A. 鼻唇角较小
   B. 上唇外翻而短缩

C. 开唇露齿　　　　　　D. 露龈笑，凸面型

E. 以上都是

4. 正畸美学的治疗目标是（　　　）

A. 功能　　　B. 稳定　　　C. 美观

D. 健康　　　E. 以上都是

5. 唇齿关系是评价正畸治疗效果一个重要指标。下颌处于息止颌位，上下唇轻轻接触，上颌切牙的切端在上唇下缘约（　　　）mm。

A. 2～4　　　B. 齐平　　　C. 4～5

D. 3　　　　E. 4～6

6. 美学效果好与矫治结果佳的矫治器是（　　　）

A. 陶瓷托槽　　　　　B. 无托槽隐形矫治器

C. 自锁托槽　　　　　D. 活动矫治器

E. 舌侧矫治器

7. 美观活动保持器是（　　　）

A. 舌侧保持器

B. 无托槽隐形矫治器

C. 负压压膜保持器

D. 改良 Hawley 保持器

E. 功能保持器

8. 正畸治疗过程中，有哪些并发症可能影响美观（　　　）

A. 牙龈炎　　　　　　B. 牙釉质脱矿

C. 牙根吸收　　　　　D. A+B+E

E. 牙龈退缩

（陈建明）

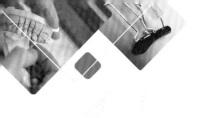

第**8**章
口腔颌面美容外科

迷人的面部不仅取决于牙齿、骨骼等硬组织结构的合适比例，还依赖于肌肉、皮下脂肪等软组织整体和谐。对于严重牙颌面畸形患者通常需要正畸-外科联合治疗来重建颌骨的三维空间关系；对于影响面部轮廓的不良骨性结构，通过局部截骨或者切削骨骼表面等方法来改变面部骨骼；对于软组织可通过手术或局部注射达到改善面颊部容貌的目的。

第 1 节　正颌外科美容技术

一、概　　述

正颌外科美容技术主要对象是先天牙颌面发育畸形的患者。通常情况下，牙颌面畸形分为以下四类：①单纯上颌发育畸形；②单纯下颌发育畸形；③上下颌骨的同时出现发育性畸形；④偏颌畸形。

经过临床检查、正侧位X线头影测量、CBCT、模型外科及计算机辅助外科等辅助诊断方法，可以对牙颌面畸形得出确切的诊断结果。牙颌面畸形涉及了颌骨大小异常以及上下颌骨相对位置关系异常，术前需要对截骨的位置，骨块移动距离进行精准的设计，并利用头影描迹图的剪裁、模型拼接以及三维计算机辅助设计模拟手术过程，并进行术后效果的预测，最终确定手术方案。

二、临床常用的正颌手术

本节以临床常见牙颌面畸形为对象，主要介绍临床上常用的几种手术方式。

（一）上颌前部根尖骨切开术

上颌前部根尖骨切开术是通过对术前或术中拔除的双侧上颌第一或第二前磨牙间隙处行骨切开，以腭侧或唇侧软组织为蒂，将包括前鼻棘和前部骨性鼻底在内的牙-骨块后退或上移并重新固定来达到矫治目的（图8-1）。该术式主要适用于上颌前份及牙槽前突畸形；亦可配合其他手术方法矫治双颌前突畸形。

（二）LeFort I 型截骨术

LeFort I 型截骨术又称全上颌骨水平骨切开术。该术式基本上按上颌骨LeFort典型骨折分类的 I 型骨折线

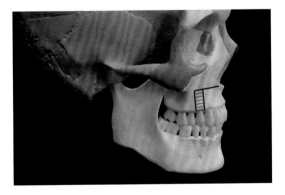

图8-1　上颌前部根尖骨切开术

的走向和部位，切开上颌窦各壁，仅保留以腭侧骨黏膜为主的软组织蒂（图8-2）。使断离的上颌骨在不同方向移动或旋转。该法可用于矫治上颌前后向、垂直向发育不足或过度；上颌𬌗平面倾斜。

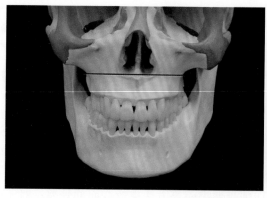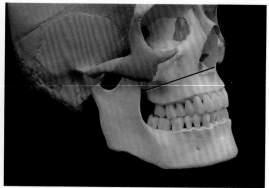

图8-2 LeFort I 型截骨术

（三）下颌支矢状骨劈开术

下颌支矢状骨劈开术是将下颌支从矢状面劈开，形成带有髁突与冠突的近心段和带有牙列与下牙槽神经的远心段，通过向前/向后移动或旋转远心段来改变下颌骨的长度与位置（图8-3）。此法主要适用于矫治下颌骨发育不足引起的小下颌畸形，亦可矫治真性下颌前突及偏颌畸形，亦可协同其他手术方法矫治双颌畸形。

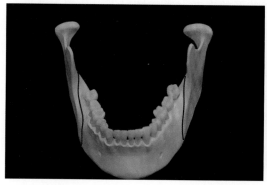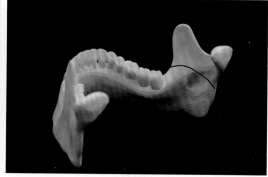

图8-3 下颌支矢状骨劈开术

（四）下颌支垂直骨切开术

升支垂直截骨线上起于乙状切迹中点后方0.3～0.5cm处，垂直向下经下颌孔后缘抵达下颌角部，截骨线恰在升支宽度的中后1/3交界处（图8-4）。截骨后移动远心骨段，以改变下颌骨的长度与位置。下颌支垂直骨切开术临床上主要用来矫治下颌前突以及偏颌畸形，同样也可以配合其他术式矫治双颌畸形。

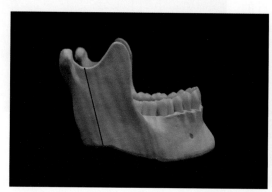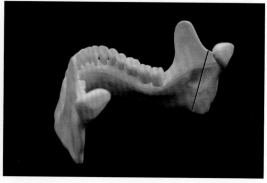

图8-4 下颌支垂直骨切开术

（五）下颌前部根尖下骨切开术

下颌前部根尖下骨切开术是指在下颌骨前份的根尖下至少5mm作水平切开，辅以垂直骨切口（需拔除下颌第一或第二前磨牙），以舌侧软组织为蒂，主要通过向后或向下移动下颌前部牙骨块达到矫治的目的（图8-5）。临床上主要用来矫治下颌前部牙及牙槽骨过突而引起的牙颌面畸形。

（六）颏成形术

颏成形术是指经口内入路，以颏部舌侧肌肉为血供蒂的水平骨切开（图8-6）。用于矫治颏部三维空间位置与大小异常，例如，颏部后缩或前突，颏部过长或过短，过宽或过窄以及偏斜等。还经常与其他术式协同使用矫治复杂颌面畸形。

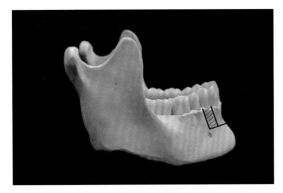

图8-5 下颌前部根尖下骨切开术

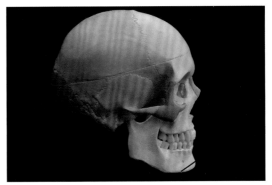

图8-6 颏成形术

第2节 骨性结构致面部轮廓不良的手术治疗

面部轮廓主要由上颌骨、下颌骨、颧骨等骨骼组成。下颌角的大小、下颌颏部、上下前牙及牙槽骨的前突与后缩，以及颧骨的高低，直接影响了面部的外形特征。颧骨、颏突等是体现个性特征以及立体感的重要解剖结构，各个突起的协调关系是判断颜面容貌的重要标志。面部轮廓的整形是患者为了改善面形而实施的面部骨骼手术。这类手术并不是为了治疗疾病，而是通过截骨或者切削骨骼表面等方法来改变面部骨骼，从而满足患者对面部美观的要求。

一、颧骨、颧弓过突

颧骨位于面中部两侧，是面部外观的重要组成部分。颧骨的形态对容貌的影响很大，但是各种族对于颧骨的审美并不相同。高加索人颧骨最为狭窄，突度最高，西方人的审美观念多是增加颧骨突度。然而，东方人面部轮廓圆润，面部各突起较为缓和，若颧突过高，颧弓则向两侧展开，面部则显得扁平没有立体感。因而，东方人更倾向于较低颧骨突度。目前降低颧骨突度的方法主要有颧骨磨削法和颧骨颧弓部分截骨法。

二、下颌角肥大

咬肌肥大伴下颌角发育过度，从而使面部长宽比例失调，呈方形，称为方颌，或宽面畸形。在东方人的审美文化中，更多推崇瓜子脸、鹅蛋脸。随着时代发展，越来越多的年轻女性要求改善面

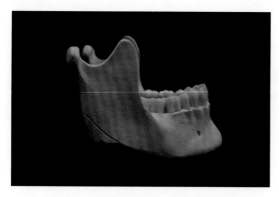

图8-7 下颌角截骨术切除肥大下颌角

部外形。

下颌角成形术不单单是切除肥大的下颌角，必要时还需切除肥大的下颌角区的骨外板。目前临床上下颌角成形术主要有两种术式：下颌角截骨术（图8-7）和下颌角区外骨板截除术。下颌角截骨术主要适用于下颌角肥大、下颌角开张度过小以及侧面型呈方形；下颌角区外骨板截除术主要适用于面部轮廓尚可，并没有过度的下颌角肥大只是下颌后份显得过宽或下颌角向外侧扩张过度。

第3节 面部软组织轮廓美容

迷人的面部不仅取决于牙齿、骨骼等硬组织结构的比例合适，还依赖于肌肉、皮下脂肪等软组织整体和谐。两者共同构建了面部的曲线与轮廓。本节针对可能导致患者颌面轮廓不协调或畸形的软组织原因及其治疗方法做一概述。

一、颊脂垫肥厚

颊脂垫位于颧弓至下颌骨之间的中1/3，在侧位像上占据中心位置，具有很大的视觉效应。在婴幼儿期颊脂垫很明显，有利于吮吸。随着年龄的增大会逐渐退化。但如果到达成年后退化不全或肥胖都可造成颊脂垫肥厚，从而使人的面部呈圆圆的婴儿样脸形（俗称婴儿肥）。对于成年女性来说，肥胖的脸部缺乏立体感，不能凸显女性成熟妩媚的特质。

目前，单纯的颊脂垫肥厚主要是通过手术达到改善面颊部容貌的目的。颊脂垫切除手术可以更好地帮助人们进行面部轮廓修整，使其颊部呈轻微凹陷，从而使颊部四周的轮廓结构清晰，曲线流畅，以获得更为理想的面型。

二、咬肌肥厚

咬肌是影响面部外形的重要因素之一。咬肌肥大个体正面观面型较宽，侧面观下颌角区棱角分明，尽显阳刚之气。但对于女性来讲，缺乏柔和、优雅感，严重影响面容美观。目前治疗咬肌良性肥大的方法主要有A型肉毒毒素注射法和手术切除部分咬肌法。

（一）A型肉毒毒素注射法

A型肉毒毒素最适合治疗咬肌肥大而非下颌骨骨性宽大的方形脸个体。

注射治疗下颌角肌性肥大的基本原则是：于咬肌最厚处均匀注射，一般每侧注射30～50U。注射后3个月的瘦脸效果最好，肌肉减少量达最大。第4个月开始肌肉量增加，注射后6个月肌肉量反弹明显，此时可重复注射。

（二）手术切除部分咬肌法

对于下颌骨大合并咬肌肥大的复合型个体，则不应仅通过注射使下面部发生明显改变，应常规采用下颌角弧形截骨术或下颌角外板磨削术同时结合部分咬肌组织切除术。大部分下颌角复合型肥大患者通过此手术治疗，均能获得较满意的面部轮廓效果。

三、面部脂肪抽吸术和充填术

人体主要靠面部皮肤、皮下脂肪、肌肉和颊脂垫形成柔软、光滑而又富有弹性的面颊，从而显出青春健康之美。颊部的美学意义在于它参与面部表情，协助口唇表达笑容，辅助说话、吸吮和咀嚼活动。容貌的丰满度很大程度上由颊部决定。但是，如果一个成年人面部皮下脂肪过多，会显得比较胖，而面部皮下脂肪过少又不饱满，产生皮肤皱纹而显得苍老。这两种情况都有去除面部皮下脂肪或补充面部皮下脂肪的必要。

（一）面部脂肪抽吸术

面部脂肪抽吸术前，患者取坐位，于皮下脂肪组织较厚处用甲紫标记范围。局部肿胀处注射麻醉，吸脂针切口应选在颏下、耳垂下皱褶及鼻前庭等隐蔽处，切口长约2mm。操作时抽吸动作要轻柔，均匀一致。一般面颊可吸出脂肪量10～30ml，单侧下颌下吸出脂肪量约10ml，即见明显效果。手术结束前，须再仔细观察面颈部轮廓。术后加压包扎预防水肿并促进皮肤收缩。

（二）面部软组织脂肪填充术

面部软组织脂肪填充术常选择腹部、侧腰和大腿作为吸脂供区。将收集的脂肪用庆大霉素、生理盐水反复冲洗，静置或离心后去除多余液体和脂滴。用甲紫标出颜面萎缩部位及凹陷部位，局部浸润麻醉。在隐蔽处，将注射针先插入凹陷处的浅筋膜深层的最远端，边退边推出脂肪颗粒，均匀铺开，塑形，术后适当地加压包扎。该方法适用于：①面颊部凹陷缺损畸形，可见单侧或双侧颜面萎缩，如进行性单侧颜面萎缩、面部软组织发育不良、面颊区的凹陷；②面部手术、外伤性瘢痕所致的凹陷；③面颊部消瘦而要求整形者。

脂肪移植手术的两大并发症是脂肪栓塞和移植脂肪吸收。脂肪栓塞可能会造成患者失明、脑栓塞甚至死亡。部分脂肪可能液化，导致移植的脂肪体积减少。液化的脂肪中一部分可能被吸收，另一部分可能从原注射口流出。

自 测 题

1. 下颌发育过度常用的手术方式是（　　）
   A. 上颌前部根尖骨切开术
   B. LeFort I 型截骨术
   C. 下颌支矢状骨劈开术
   D. 颏成形术
   E. 下颌前部根尖下骨切开术
2. 牙颌面畸形分为（　　）
   A. 单纯上颌发育畸形
   B. 单纯下颌发育畸形

   C. 上下颌骨同时出现发育性畸形
   D. 偏颌畸形
   E. 以上都是
3. 对于下颌骨大合并咬肌肥大的个体，应采用（　　）
   A. 注射 A 型肉毒毒素
   B. 下颌角截骨术
   C. 咬肌切除
   D. A+B
   E. A+B+C

（陈建明）

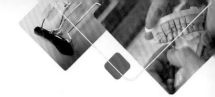

第9章
口腔美容保健

随着生活水平的逐渐提高，人们对物质及精神生活质量越来越重视，容貌外观成为评判外观吸引力的重要因素，维护口腔健康，增强口腔保健，与提升颜面部整体吸引力密切相关。如果患有口腔疾病，不仅会损害牙体组织，也有损容貌美观，甚至造成颌骨发育异常，导致颜面部畸形。由于部分相关内容在《口腔预防医学》已详尽说明，这里不加累述。本章节针对特殊人群口腔美容保健进行阐述。

一、口腔保健对容貌美学的重要性

1. 健康口腔是容貌美观不可或缺的一部分　健康的咬合系统不仅能让牙齿充分地咀嚼，享受美味佳肴，同时也是衡量美的重要标准之一。牙齿美观赋予人们的不仅仅是一个健康的形象，更是个人无可取代的魅力名片。

2. 口腔保健对颌面部生长发育的积极影响　颌面部的生长发育受多种因素制约，各个组织的生长发育是互相影响的，例如，乳牙早失会影响恒牙的正常替换，不良的口腔习惯会阻碍牙颌面软硬组织向正常形态生长。这些改变会降低颜面部美观，甚至可能影响个人的心理健康。积极的口腔保健可以减少颌面畸形的出现，促进颌面部正常的生长发育。

3. 口腔保健可以减缓颌面部衰老　随着年龄增长，牙齿切端牙釉质磨耗，牙本质暴露，牙齿明度降低，纯度升高，面部皮肤逐渐松弛，褶皱增多，鼻唇沟变深，出现衰老面容。前牙的缺失还会造成口角塌陷，上唇唇形扁平，无牙颌老年人则由于面下1/3缺乏足够的垂直距离，面部肌肉张力减弱，在影响咀嚼和发音功能的同时也会影响颜面部美观。积极的口腔保健可以有效促进牙齿健康，减少牙齿缺损缺失，加强面颊部肌肉锻炼，延缓衰老面容的出现。

二、特殊人群的口腔美容保健

（一）儿童口腔美容保健

儿童期牙列处于乳牙列、恒牙列两次建殆和乳牙列与恒牙列替换变化期，颅面骨骼处于快速生长改建期，同时此时期也是儿童智力和心理生长的快速发育期。牙齿龋坏、替牙障碍、口腔不良习惯、全身慢性疾病都可能导致颜面部发育异常。

1. 防止牙齿龋坏，维护牙列完整　由于乳牙的解剖特点，沟深裂隙多，钙化程度相对恒牙较低的因素，很容易龋坏，且龋坏速度极快。如果乳牙因龋病而过早丧失，将会引起恒牙萌出和排列。

2. 破除口腔不良习惯，防止错殆畸形发生　儿童口腔不良习惯是形成错殆畸形的主要原因之一。家长应及时发现儿童不良习惯，并适时给予引导和破除，防止畸形的发生，阻断轻度畸形的进一步发展，并纠正已经发生的错殆畸形。

3. 合理膳食　养成良好的饮食习惯，应特别关心儿童的营养的供应及蔗糖的摄入量，培养其养成良好的口腔卫生习惯，这不仅对口腔保健有益，也可使全身及儿童终生受益。

4. 维护呼吸道通畅　正常的呼吸功能通常是通过鼻呼吸的方式进行的。正常的鼻腔通道部分或全部被阻塞，迫使以口呼吸代替鼻呼吸会导致颜面的发育畸形。应及时治疗慢性呼吸道疾患，必要时切除过大的扁桃体，待呼吸道通畅后再酌情正畸治疗。

5. 定期进行检查 定期进行口腔检查，对口腔疾病采取预防为主的策略，防患于未然，做到早发现早治疗。

（二）老年人口腔美容保健

人到老年，由于口腔在生理功能和解剖形态方面产生退行性改变，容易患口腔疾病。因此，老年人是口腔疾病发病率最高的人群，且保健意识相对薄弱，口腔病情较复杂。但是只要老年人积极预防和治疗口腔疾病，能维持良好的口腔健康状况。

1. 预防和治疗牙周疾病 牙周疾病是中老年人丧失牙齿的主要原因，应每天早晚使用保健牙刷有效刷牙，使用牙线、牙间隙刷，每6个月进行一次口腔检查和牙周洁治，清除牙结石和牙菌斑，治疗牙周疾病，保持牙周组织健康。

2. 修复缺损或缺失牙齿 前牙的缺损或缺失对颜面部美观影响极大，如果牙齿缺失且长期得不到修复，会造成缺牙间隙邻近牙齿向缺牙侧倾斜，对颌牙齿伸长移位，给将来的修复造成困难，同时也给日常生活带来不便。

3. 预防根面龋 牙根暴露后，根面易发生龋坏。可选用含氟牙膏刷牙，定期检查，早发现，早治疗。

4. 重视牙本质过敏 牙釉质磨损，牙本质暴露，会出现对冷、热、酸、甜敏感的症状，影响日常进食。可以使用脱敏牙膏刷牙，或到医院进行脱敏治疗。改变刷牙方式，及时充填治疗楔状缺损。

5. 防治口腔癌 戒除烟酒，不嚼烟草和槟榔，不吃过烫或有刺激性的食物，处理残根、残冠，磨平锐利的牙尖，去除口腔不良修复体。

（三）妊娠期妇女口腔美容保健

妊娠期妇女的口腔问题主要为龋齿和牙龈炎，其中牙龈状况不良不仅给日常生活带来不便，也会严重影响妊娠期妇女的口腔美观。

1. 预防龋齿 妊娠期妇女是龋齿的高风险人群，妊娠呕吐、妊娠期饮食结构改变、进食次数增多以及妊娠后放松口腔卫生的维护增加了龋齿的易感性。妊娠早期及晚期存在流产及早产的风险，不能及时进行龋齿治疗。因此，妊娠期妇女要特别加强对龋齿的预防。

2. 治疗牙龈炎 妊娠期间，孕妇体内黄体酮的水平大大增高，使牙龈组织中的毛细血管扩张、血管渗透性增加，炎症细胞和液体渗出增多，导致牙龈肿胀，还有部分孕妇会发生牙龈增生，甚至妊娠性牙龈瘤，不仅影响日常生活，也会影响美观。所以，在妊娠期间，孕妇应该比平时更注意保持口腔清洁，选择软毛牙刷，避免伤及牙龈，并使用牙线清洁邻间隙，每次进餐后及时清除口腔内的食物残渣。妊娠期牙龈炎及牙龈瘤可能会随着妊娠结束而自行消退，也有极其严重的妊娠期牙龈瘤需要手术切除，但一般不主张在妊娠期使用药物。所以女性在怀孕以前应该进行口腔检查，提前去除致病因素。

（四）残疾人口腔美容保健

残疾人也有追求美的权利，但其口腔的健康美观问题很少被关注。在日常生活中，预防口腔疾病和口腔感染是维护残疾人口腔健康美观的关键，而且相较口腔疾病治疗，残疾人的口腔保健相对容易实现。

1. 家庭口腔卫生保健 对于自理能力差的残疾人，至少应帮助其每天彻底清洁口腔一次，最好在睡前进行。清洁口腔的方法和用具的选择根据残疾的程度和配合能力决定。

2. 早期口腔卫生指导 从低龄儿时期开始进行功能训练和口腔卫生指导，养成良好口腔卫生习惯。

3. 常规预防使用窝沟封闭剂预防龋齿 应用原则同正常儿童。严格控制蔗糖的摄入量和次数。

4. 定期口腔检查 发现问题及时处理。

（五）正畸患者口腔美容保健

当矫治器带入口内后，就改变了口腔内环境，尤其是牙及其周围组织的环境。如果在正畸治疗中忽略了这些变化，又没有积极加以预防，可能出现一些不良的问题，如牙龈炎、牙釉质脱矿等。因此，在正畸治疗前和治疗中进行口腔健康教育和口腔卫生保持工作十分必要。只有做到预防为主，防治结合的原则，才能在最大程度上缓解正畸治疗中出现的不良问题，有利于正畸患者牙的健康和稳定，提高矫治的整体水平。

1. 正畸治疗前牙周准备 正畸治疗前多数患者需要进行牙周洁治，清理龈上结石。对存在牙周问题的患者，则应先进行系统的牙周治疗，在牙周疾病得到充分控制，病情稳定后才能进行正畸治疗。

2. 正确刷牙 进食后刷牙是清除菌斑的首要方法。目前推荐使用的是改良 Bass 法刷牙（图9-1）。由于牙唇（颊）面被托槽和弓丝分割成上下两个部分，所以应分两个步骤刷牙。刷上牙列时，第一步将牙刷刷头与牙齿位面成45°角向上，先清洁牙的下半部分（托槽龈方）表面和牙龈边缘等部位；第二步将牙刷刷头旋转180°向下，但仍与牙齿位面成45°角，只不过方向向下。这次主要清洁牙齿上半部分（托槽龈方）表面。刷下牙的唇（颊）面时也是两个步骤，不过牙刷放置的方向与刷上牙时正好相反。刷牙中，尽可能将牙刷的刷毛伸进托槽与弓丝之间的部位，清除托槽近远中牙面上的菌斑。刷牙的力量不能过小，否则不足以清除菌斑。选用牙刷的刷头要小，刷毛要中等硬度。

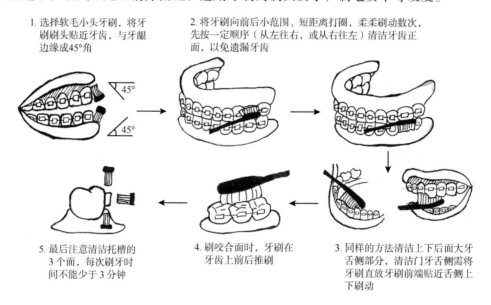

图9-1 正畸患者正确刷牙方法

3. 氟化物的使用 局部氟化物的使用可以防止牙釉质脱矿的发生。正畸治疗中可以采取含氟化物的牙膏刷牙，局部使用氟凝胶、氟泡沫处理等措施。

4. 辅助清洁工具的使用 可以配合电动牙刷、冲牙器、间隙刷等辅助工具清理局部食物残渣。

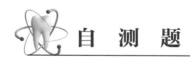

自 测 题

1. 正畸患者清除菌斑首选方法是（ ）
　A. 刷牙　　　B. 漱口　　　C. 冲牙器
　D. 涂氟　　　E. 洗牙

2. 儿童口腔美容保健方法包括（ ）
　A. 防止牙齿龋坏　　　B. 破除口腔不良习惯

　C. 合理膳食　　　D. 维护呼吸道通畅
　E. 以上都是

3. 妊娠期妇女口腔美容保健主要关注哪些问题（ ）
　A. 龋齿　　　B. 牙周炎　　　C. 牙龈炎
　D. 智齿冠周炎　E. A+C

（陈建明）

主要参考文献

鲍姆嘉通.2014.诗的哲学默想录.王旭晓,译.北京:中国社会科学出版社.

鲍姆嘉通.2018.鲍姆嘉通说美学.高鹤文,祁祥德,译.武汉:华中科技大学出版社.

杜晓岩,商维荣.2012.口腔医学美学.北京:人民卫生出版社.

李祎,刘峰.2015.口腔临床摄影.中国实用口腔科杂志,8(7):385-388.

李峥,柳玉树,叶红强.2017.数字化修复结合牙周手术解决复杂前牙美学缺陷.北京大学学报:医学版,49(1):5.

刘峰.2017.椅旁数字化修复实战:从入门到精通.北京:人民卫生出版社.

孟焕新.2020.牙周病学.5版.北京:人民卫生出版社.

潘可风.2011.口腔医学美学.北京:人民卫生出版社.

朴正国,柳大烈.2016.颌面美容外科操作图解.北京:人民卫生出版社.

乔瓦尼·祖凯利.2016.膜龈美学手术精要.束蓉,译.沈阳:辽宁科学技术出版社.

邱琳枝,彭庆星.1988.医学美学.天津:天津科学技术出版社.

邵佳龄,蔡中.2005.微笑美学的研究与进展.中国实用美容整形外科杂志,16(5):29.

孙建欣,彭澜.2021.口腔医学美学.武汉:华中科技大学出版社.

孙廉.1991.美学与口腔医学美学.北京:北京医科大学,中国协和医科大学联合出版社.

孙少宣.1994.口腔医学美学.合肥:安徽科技出版社.

万乾炳.2009.全瓷修复技术.北京:人民卫生出版社

王丽.2021.口腔医学美学基础.3版.北京:人民卫生出版社.

徐流亮,叶文忠.2020.口腔医学美学.2版.北京:科学出版社.

许天民.2020.四维正畸学许天民2020观点.北京:科学技术文献出版社.

叶文忠.2014.口腔医学美学.南京:江苏科学技术出版社.

于海洋.2014.口腔固定修复工艺学.北京:人民卫生出版社

于海洋,胡荣党.2017.口腔医学美学.3版.北京:人民卫生出版社.

于海洋,胡荣党.2021.口腔医学美学.4版.北京:人民卫生出版社.

于海洋,熊芳,屈依丽,等.2007.仿生制作与仿真制作//中国口腔医学年鉴:20-23.

张志愿.2020.口腔颌面外科学.8版.北京:人民卫生出版社.

赵志河.2020.口腔正畸学.7版.北京:人民卫生出版社出版.

邹波.2012.口腔摄影入门[J].国际口腔医学杂志,39(7):421-431.

Andrews LF,Andrews WA. 2000. The six elements of orofacial harmony[J]. Andrews J,1:13-22.

Goldstein RE. 1976. Esthetics in dentistry. Oxford:Blackwell Scientific Publications Ltd.

Goldstein RE. 1984. Change your smile. Chicago:Quintessence Publishing.

自测题参考答案

第1章

1. E 2. E 3. D 4. E 5. B 6. E 7. B 8. E

第2章

1. D 2. B 3. E 4. E 5. B 6. C 7. E 8. C 9. C

第3章

1. C 2. D 3. B 4. E 5. D 6. C 7. D 8. E

第4章

1. B 2. A 3. D 4. D 5. A 6. E 7. E

第5章

1. A 2. D 3. C 4. E 5. B

第6章

1. E 2. A 3. D 4. E 5. E

第7章

1. A 2. E 3. E 4. E 5. A 6. E 7. C 8. D

第8章

1. C 2. D 3. E

第9章

1. A 2. E 3. E